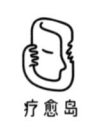
疗愈岛

慢下来，找回心的自由

Sun	Mon	Tue	Wed	Thu	Fri	Sat

© Nami HORIKAWA

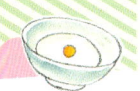

Sun	Mon	Tue	Wed	Thu	Fri	Sat

© Nami HORIKAWA

元气女子养成记 1

怡然自得的心情

［日］堀川波 著
周昕欣 译

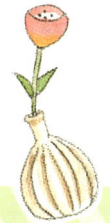
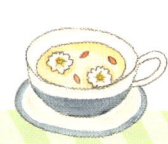
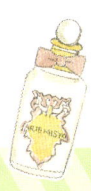

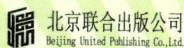

前 言

三十岁时，我的状态和二十五岁时差不多，就算长时间暴晒，皮肤也能在一个月后恢复原来的状态。头发也一样，虽然在烫染后变得毛躁，但新长出来的那些依然健康有光泽。无论我怎么折腾，身体都持续产生着有活力的细胞。

然而到了三十五岁，我突然感觉身体和以前不一样了：皮肤晒黑后难以恢复，还长出了斑点，头发变得又细又软……

过了四十岁，也许是身体代谢变慢的原因，我开始出现疲劳难消、容易浮肿等毛病，也是从这时候起，我变得难以入睡。

每一个细微的变化都在提醒我身体在老化，我心中渐渐不安起来。

是不是应该认真地审视这些变化，给予身心更细心的呵护呢？伴随着这种想法，我开始了各种各样的"保养"。所谓保养，不是制定各种严苛的养生方案，而是关爱自己，让自己充满元气的生活方式。

希望自己在年老的时候，即便满脸斑点和皱纹，也一样有魅力，但那一天还要等二十年，甚至三十年之久。那么，在那天到来之前，尽可能保持怡然自得的心情吧。多去尝试有益健康的生活方式，即使不能立竿见影也没关系。

堀川波

目 录

【第一章】
改善体质的饮食

- 008　随性自在的饮食方式
- 010　生姜生活在继续
- 012　黏性食物滋润身体
- 014　用魔芋给肠道洗个澡
- 016　简单又可以坚持喝的能量饮品
- 018　种芽苗来吃吧
- 020　学习用药膳改善体质
- 024　裸　食
- 026　生活札记：身体疲惫、心情低落时的自我疗愈法

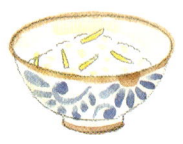

【第二章】
自然抗衰老

- 028　肌肤和头发的变化
- 030　淡化法令纹的按摩法
- 032　养护头发
- 034　发型推荐
- 036　有机护肤品用起来
- 038　四十多岁女子爱用的基础护肤品
- 040　祛斑初体验
- 044　沙龙香水营造清洁感
- 046　一分钟淋巴按摩紧肤法
- 048　初次体验嫁接睫毛，领会何谓"自我风格"
- 050　元气女子的可爱从指尖开始

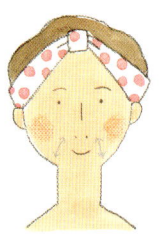

052　这样穿最显瘦，给元气女子的穿搭建议
056　生活札记：一不留神就脱口而出的"死语"语录

{ 第三章 }
保持良好的身体循环系统

058　在 NYR 学校学到的芳香疗法
062　改善血液循环的伸展运动
064　催泪影视剧助排毒
066　泡个澡，痛快地排毒吧
070　认真减肥十斤必须做的十件事
074　提升女性魅力，你该这样做
076　是时候认真了解妇科疾病了
078　阳光可以解决失眠问题
082　重视口腔护理
084　生活札记：改变购物方式

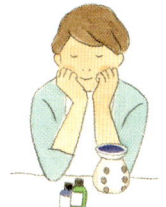

{ 第四章 }
居家之道

086　清掉杂物让家里更整洁
090　绿意盎然的客厅充满生机
094　做饭偶尔偷个懒，享受从容的家务时光
098　为家通风
102　珍惜居住的社区
106　生活札记：元气女子保持美丽必须做的事

{ 第五章 }
维护人际关系

108　不同的朋友
110　积极看待社交媒体
112　重新看待亲子关系
114　偶尔也要维护夫妻关系
116　需要"三分钟热度"来学习新事物
118　孝顺父母正当时
120　四十岁重新出发
122　感到不安时想想十年后的自己
124　做个送礼高手，学会用礼物表达感谢
126　让心情更好的十条建议

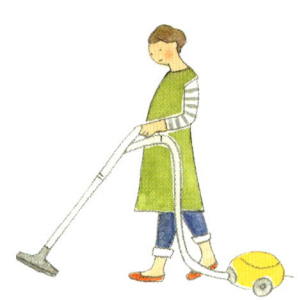

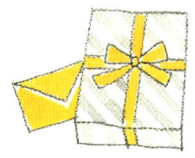

{ 第一章 }

改善体质的饮食

为了精力充沛地生活,
我们首先要关注日常饮食。
经过尝试,我摸索出了一套健康法则。
我将在这里分享给你。

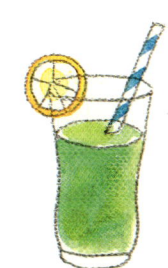

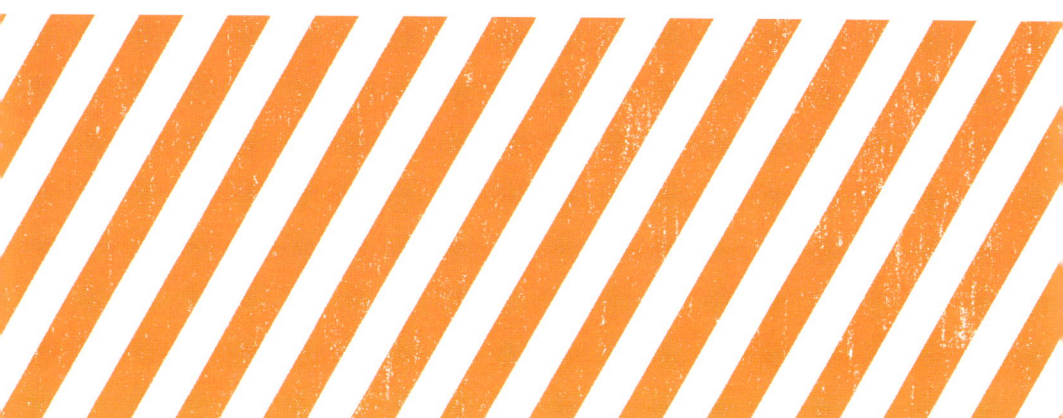

随性自在的饮食方式

偶尔享用网购美食

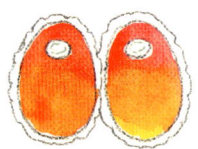

宫古县枇果

成熟的苹果枇,饱满多汁。一年中只有在七月才能品尝到。(故乡农场,宫古县)

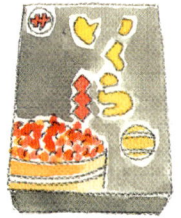

北海道鲑鱼籽

满满当当的鲑鱼籽盖饭是过年必不可少的美食。(清水商店,北海道)

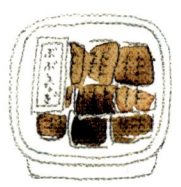

京都鳗鱼茶泡饭

"bubu"在京都方言里指"茶"。不过改用高汤的茶泡饭味道会更好。(锦·大国屋,京都府)

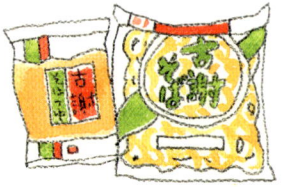

宫古县古谢荞麦面

能唤起对宫古岛翠绿海洋回忆的美食,可以在网上买到。(古谢制面厂,宫古岛)

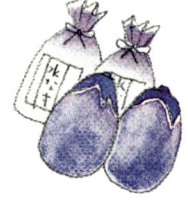

大阪泉州水茄子

像水果一样清新爽口,非常适合夏天吃。(金合欢,大阪)

我喜欢买当地的新鲜食材。虽然也曾经在网上订购过一些平时难买到的食物,比如有机蔬菜、糙米等,但最终因身心俱疲而放弃了。

从那之后,我尽量去超市和百货店挑选安全、美味、有益健康的食品。当然,有时也会在线购买超市里没有的传统酿造的酱油或料酒。

外出就餐时,我一般会选择吃在家也能做的简单菜肴。对饮食有讲究的人可能会笑话我,但我觉得在自己的掌控范围内轻松地享受食物才是最重要的。

美味又安全的调料，带来烹饪的乐趣

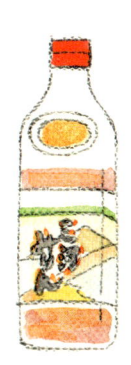 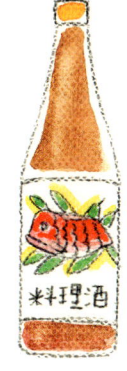 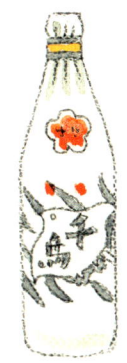 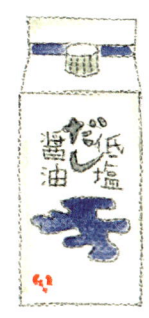

三河味淋①
令菜肴变得极其美味，就像施了魔法一般。（角谷文治郎商店，爱知县）

早安料理酒
在炖菜中稍微放一点便满屋盈香。（大木代吉总店，福岛县）

千鸟醋
味道醇厚，有醋香却不冲鼻，是人间美味。（村山酿醋公司，京都府）

低盐高汤酱油
不仅能拿来拌乌冬面，还能做凉拌豆腐和炖菜。（镰田酱油，香川县）

偶尔我也会从产地订购当季的水果解馋，旅行时采购大量当地生产的新鲜食材装箱寄回，或者在高档超市买一些特别的调味料。它们不仅丰富了我的日常菜肴，还让我的身体感受到愉悦。

---

① 一种类似米酒的日本调味料，味道甘甜，能有效去除食物的腥味。——译者注（后文如无说明皆为译者注）

生姜生活在继续

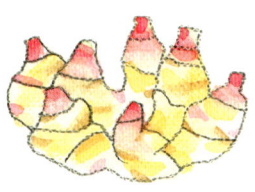

我会从高知县的下村农场,订购不含农药的生姜。

俗话说"十病九寒",身体里的寒气常常是肌肤的劲敌。身体寒的话,代谢会变差,血液循环也会受影响。体内废物如果排不出去,皮肤会变得暗淡无光,还会产生斑点、粉刺等问题。因此必须想办法赶走体内寒气。

于是,我找来了生姜这个得力助手。生姜具有温暖脏器的作用,可以促进血液循环、增加肌肤中氧气和营养物质的含量,让皮肤变得有光泽。

生姜之所以有益,是因为姜辣素有出色的抗氧化功能,它所含的植物抗菌素也有杀菌作用。由于姜辣素大多积聚在姜皮附近,所以吃姜的时候最好不要去皮,而是直接生吃。如果你觉得难以下咽,不妨像我一样,在吃生鱼片或豆腐时,把生姜作为调味料。也许是心理作用吧,养成食用生姜的习惯后,我不再为粉刺之类的问题而烦恼了。

简单易做的姜汁饮品

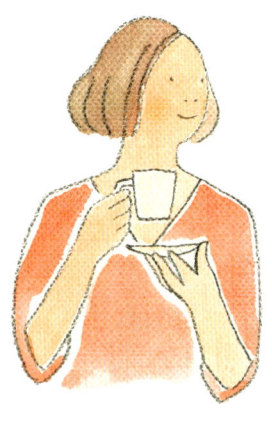

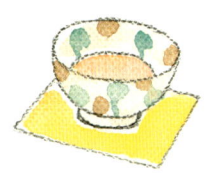

黑糖姜茶

直接从超市买黑糖生姜粉,用热水一冲就可以喝了。

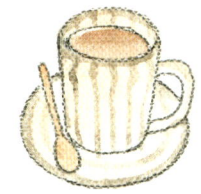

生姜奶茶

在红茶中加入姜末和牛奶,喝的时候别放糖,用蜂蜜代替。

我经常做的生姜美食

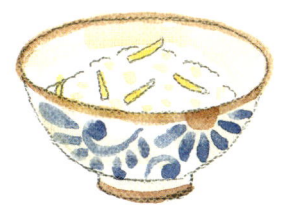

生姜饭

拌有生姜的白饭,十分适合搭配味道浓郁的菜肴。

[制作方法]

1. 把两片带皮的生姜切丝,用水冲洗干净,再沥干水。
2. 把两杯米、360毫升水放进锅里,再加入高汤海带、料酒、味淋各1匙,盐1勺,开火一起煮熟。

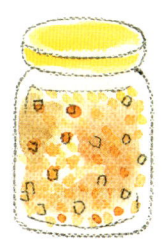

酱油腌生姜

放在热气腾腾的米饭或者面条上,早上来一碗,一整天能量充沛。

[制作方法]

1. 将100克带皮的生姜切成细碎的姜末。
2. 把姜末放进锅里,加入酱油、味淋、料酒各3汤匙,煮开后熄火,拌上木鱼花(市售小包装1袋)。
3. 连酱汁一起放进罐子,腌一至两天。

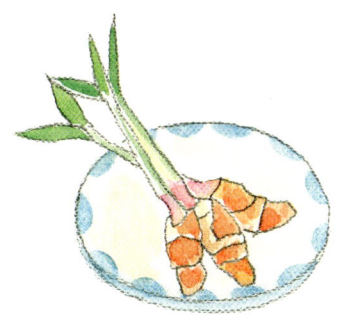

谷中生姜猪肉卷

在烤鸡肉店的惊喜发现,我回来学着做,现在它已成为我家的招牌菜。

[制作方法]

1. 用猪五花肉片把谷中生姜①卷起来,把肉卷的尾部朝下放在平底锅里煎。
2. 猪肉两面都煎熟后,加入烤肉汁调味即可。

① 谷中位于东京都台东区,盛产生姜。这里的生姜根块嫩白、尖端粉红,尤其是刚从泥里挖出来的嫩姜,辣味不冲,纤维很少,可以直接嚼食。

黏性食物滋润身体

最近我觉得黏糊糊的食物十分美味，可能是皮肤变得干燥的原因。秋葵、山药、滑子菇①、纳豆、莫洛海芽②等食物，因为含有黏液素，口感又黏又滑。黏液素有很强的保湿效果，可以保护肌肤黏膜。此外，它还能将食物的营养输送到肌肤，促进新陈代谢，对已经步入中年的女性来说，它真是一大宝物。

而海蕴③、海带等食物中含有褐藻糖胶，它是保湿小能手，还有抗氧化作用。我每天都会在菜单上加上一道黏性小菜，例如从超市买回来的海蕴、海带、纳豆等。它们既方便又健康，是我们家餐桌上不可或缺的食物。

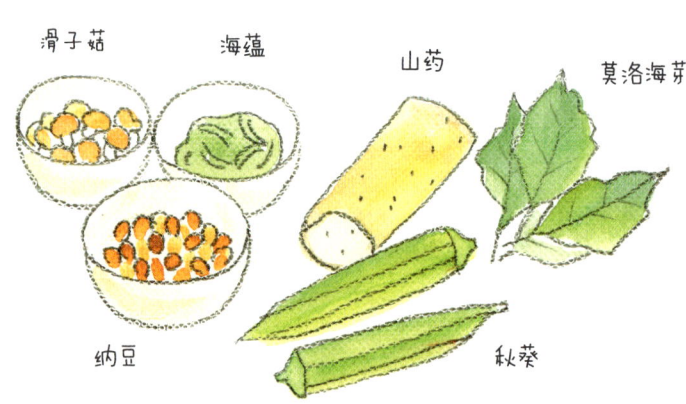

① 学名"光帽鳞伞"，也有人称"朴蕈"。外皮像明胶一样，吃起来滑溜溜的，口感相当独特。有研究称，它含有的黏液素能提高人体对氨基酸的吸收，具有健脑功效。
② 即"菜用黄麻""长蒴黄麻"，我国自古就以它为药，认为它"根能发汗，叶有强心"。近年来，因为它有防癌、改善体虚、消除疲劳的功效，在日本作为新兴保健蔬菜受到追捧。它的叶子用热水一烫就会变得非常黏。
③ 一种类似海藻的植物，也叫"海发菜"。日本有研究认为，它有清肺通便、养颜瘦身、降脂降压和调理身体等功效，也被誉为"长寿菜"。

每日菜单上加一道黏性小菜

蒜香海蕴

在冲绳吃的海蕴,里面放了大蒜!这个令人意外的搭配非常美味。

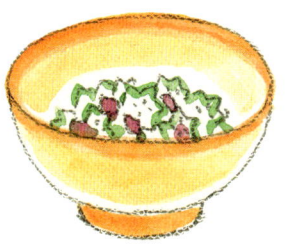

梅干秋葵

除了木鱼花和酱油,我还喜欢在里面加一点点蛋黄酱。

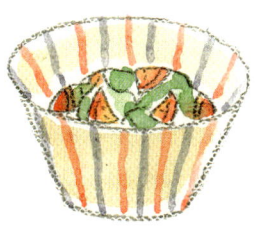

番茄拌莫洛海芽

莫洛海芽煮熟切碎,跟番茄一起拌匀,再浇上喜欢的色拉酱。

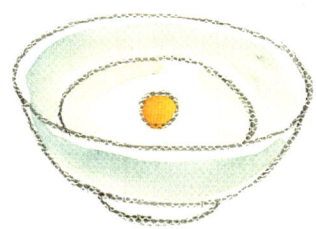

月见山药泥

在煮好的山药泥上放一颗半熟的鹌鹑蛋,淋上酱油就可以享用了。

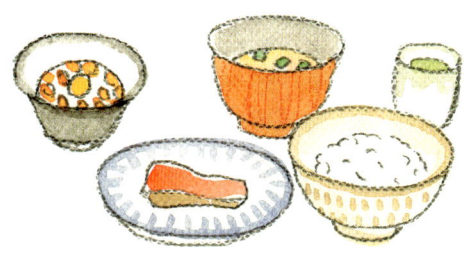

只需要一道黏性小菜,就能让饮食更健康,营养更均衡。

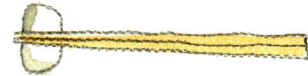

用魔芋给肠道洗个澡

自江户时代以来,人们就发现魔芋有清肠功能,于是称其为"肠道清道夫"。在除夕和节分(立春的前一天),除了将家里打扫干净,还会将体内的脏东西清出体外,因此有食用魔芋的习俗。

魔芋之所以有这么大的功效,是因为它所含的非水溶性纤维无法被胃消化,进入肠道后可将体内有害物质排出体外。

要是我某个礼拜吃多了,就会在周末将一包魔芋丝和明太子拌在一起,制作成和明太子意面一样的食物,饱腹感强,而且美味可口。

只要我在那天坚持多喝水,不吃零食,并控制好晚饭的量,第二天肚子就会平坦许多。

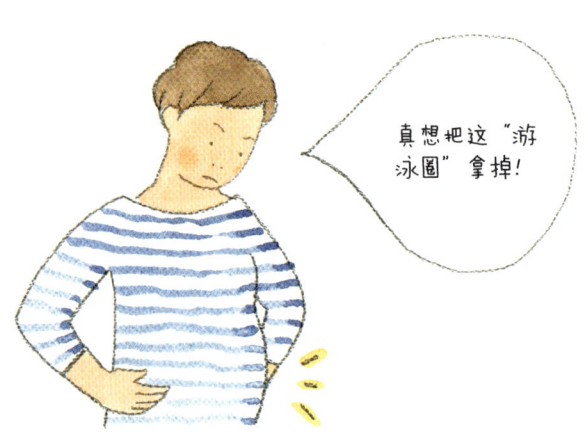

简单又美味的魔芋美食

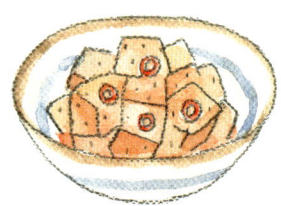

麻辣魔芋

直接用手把魔芋撕成小块,炒的时候更容易入味。

[制作方法]

1. 把撕成小块的魔芋和小米辣一起放进平底锅煎,去除水分。
2. 酱油、砂糖、味淋、料酒各一汤匙,翻炒至收汁。

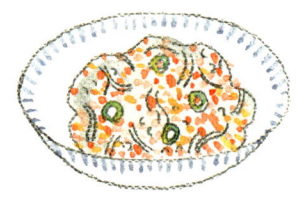

魔芋丝拌明太子

如果上一顿吃得太饱,下一顿就会做这道菜。

[制作方法]

1. 将芝麻油倒入平底锅,加入魔芋丝翻炒。
2. 再加入明太子,熄火并拌匀,直到魔芋丝裹满明太子为止。最后根据个人喜好撒上葱花等配料。

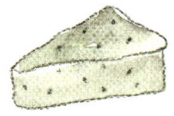

三角形魔芋

关东煮里的三角形魔芋,深受家人欢迎。

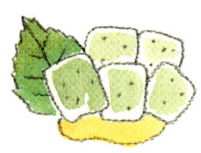

魔芋刺身

虽然蘸醋味噌①也很好吃,但我更喜欢蘸芝麻油和盐。

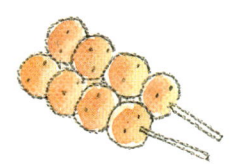

魔芋丸子

这是我到东京后才知道的美食。加入酱油和砂糖,煮到收汁,好吃极了!

① 用醋和味噌酱混合而成的调味料,常用于凉拌。

简单又可以坚持喝的能量饮品

你知道吗?螺旋藻因为能去除人体内的放射性物质,被誉为"超级食品"。

它是一种蓝绿色的单细胞微藻类,生活在淡水环境中。据说它是所有植物的起源,十亿年前就出现了。螺旋藻属于碱性物质,每天摄取一点,能改善偏酸性的体质,帮助身体恢复健康状态。

螺旋藻还能清除血液中的毒素,改善皮肤状况,对四十多岁的人来说尤其有益。因此,每天早上我都会在市售的蔬菜汁中加一小勺螺旋藻饮用。

螺旋藻的味道和颜色很特别,每次我喝的时候,家人都说我像女巫。在螺旋藻的帮助下,我的便秘问题得到了改善,脸上也不再冒痘了。只要有一点儿效果,我就会坚持喝下去。

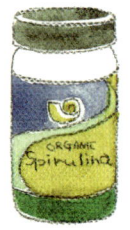

有机螺旋藻

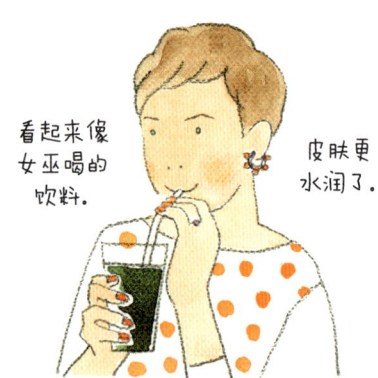

看起来像女巫喝的饮料。

皮肤更水润了。

多喝的有益饮品

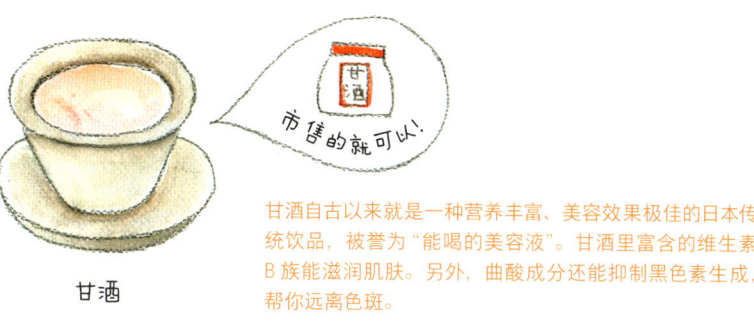

甘酒自古以来就是一种营养丰富、美容效果极佳的日本传统饮品,被誉为"能喝的美容液"。甘酒里富含的维生素B族能滋润肌肤。另外,曲酸成分还能抑制黑色素生成,帮你远离色斑。

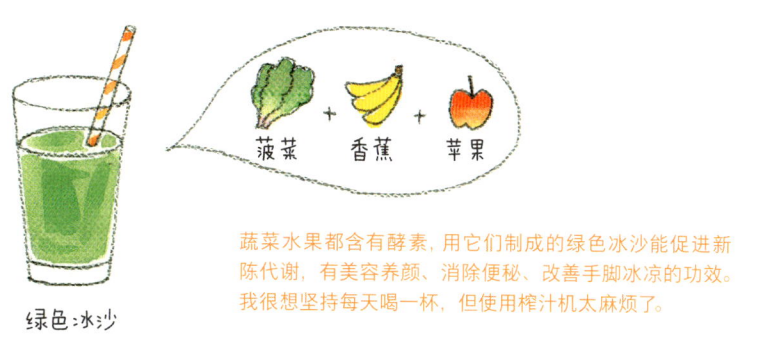

蔬菜水果都含有酵素,用它们制成的绿色冰沙能促进新陈代谢,有美容养颜、消除便秘、改善手脚冰凉的功效。我很想坚持每天喝一杯,但使用榨汁机太麻烦了。

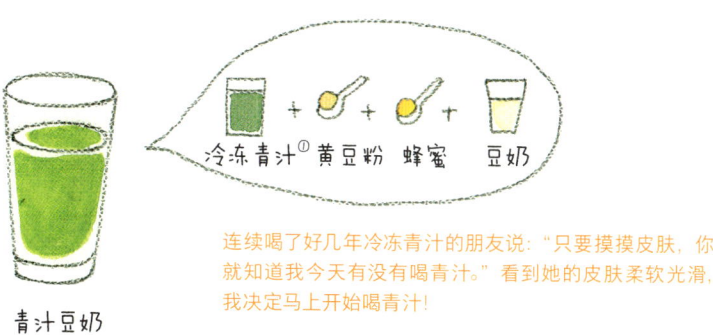

连续喝了好几年冷冻青汁的朋友说:"只要摸摸皮肤,你就知道我今天有没有喝青汁。"看到她的皮肤柔软光滑,我决定马上开始喝青汁!

① 把植物鲜榨后立即冷冻的产品,能有效保留各种营养成分。由于耗时费力,而且比粉末状的冲泡青汁味道更腥更苦,在日本国内市场不多见。

种芽苗来吃吧

我在冲绳宫古岛时，注意到当地人有食用野生植物的习惯。他们会采摘院子里的野草，也会去市场上购买新鲜的水前寺菜（红凤菜）、马齿苋、棱轴土人参等野菜。这些野生植物不仅好看，而且美味可口。我也想试着亲手种种看，于是就从芽苗开始了。据说，植物的种子蕴含着孕育下一代所需的巨大能量，当种子发芽并长出新枝时就迎来了生长的高峰。

在生长过程中被采摘下来的新芽，被称为芽苗。由于芽苗富含鲜活的酵素，所以说它是有生命的补品也不为过。

在家中就能轻松种植芽苗，无须担心农药、大气污染和辐射等危害。芽苗鲜嫩可爱，富含能量，我们可以尝试种植不同种类的芽苗，并享受过程中的乐趣。

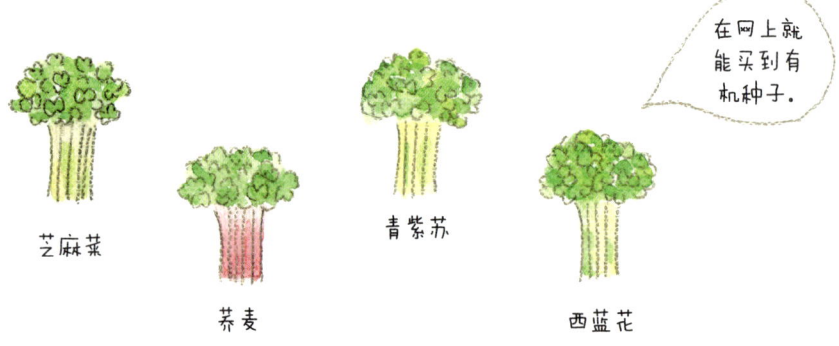

在网上就能买到有机种子。

芝麻菜　　荞麦　　青紫苏　　西蓝花

适合懒人的芽苗种植法

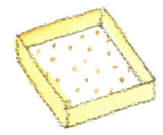 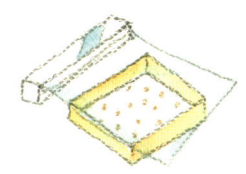 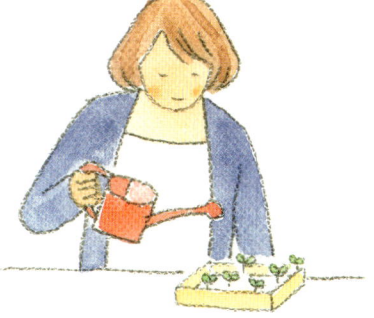

1. 在容器里平铺上湿润的厨房纸巾,在上面撒上种子。
2. 为了防止干燥,用保鲜膜盖住容器,然后放到阴凉处。
3. 当种子发芽,嫩叶展开时,取下保鲜膜,将容器放在光照充足的地方,每天浇一次水。大概一周至十天就可以收获芽苗了。

用新鲜芽苗制作的美食

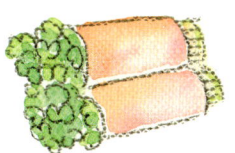

烟熏火腿芽苗卷

把不同的芽苗卷在火腿里,比较它们的味道是品尝这道菜的乐趣。

［制作方法］
1. 将收割的芽苗(用量随个人喜好)用烟熏火腿卷起来。
2. 用芝麻酱或其他调味汁蘸着吃。

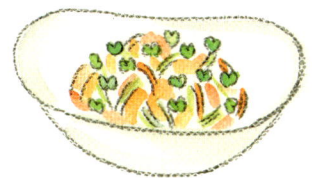

胡萝卜芽苗沙拉

橙色的胡萝卜和绿色的芽苗搭配在一起,为餐桌增色不少。

［制作方法］
1. 将胡萝卜切成约7厘米长的细条,加入适量盐搅拌均匀。
2. 将芽苗和胡萝卜一起放进碗里,加入喜欢的调味汁拌匀。

学习用药膳改善体质

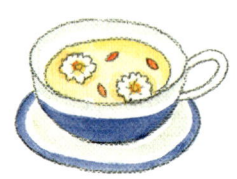

最近一旦觉得疲惫、没精神,我就想通过美食让身体恢复元气。位于银座的"星福"是我很推荐的一家药膳料理餐厅。在这里,我可以吃到一些平时不太常见的食材,慢慢找回身体的能量。

我参加了这家餐厅举办的药膳工作坊,不仅学到了应对不同季节和天气的美容养生法,还了解了日常饮食中多多益善的食材,亲身体验到药膳料理的神奇功效。

参加工作坊的学员,大多是年长的女性。面对我这个新手,她们毫不吝啬地跟我分享好东西。有的阿姨带来了养生科普剪报,有的则慷慨地把自家院子种的新鲜大枣送给我。工作坊的气氛温馨友好,充满了昭和时代的人情味。

讲师谢老师是"星福"的老板,同时也是药膳顾问。他提出了一个让我印象深刻的观点:皮肤是肠胃的一面镜子("肤"字繁体字写作"膚"),肠胃的好坏会直接反映在皮肤上,肠胃健康,皮肤就显得有光泽。

我这才意识到自己忘记了美是由内而外的。因此,我决定要用心制作能提高免疫力的料理,从内到外调理自己。

在药膳工作坊学到的料理

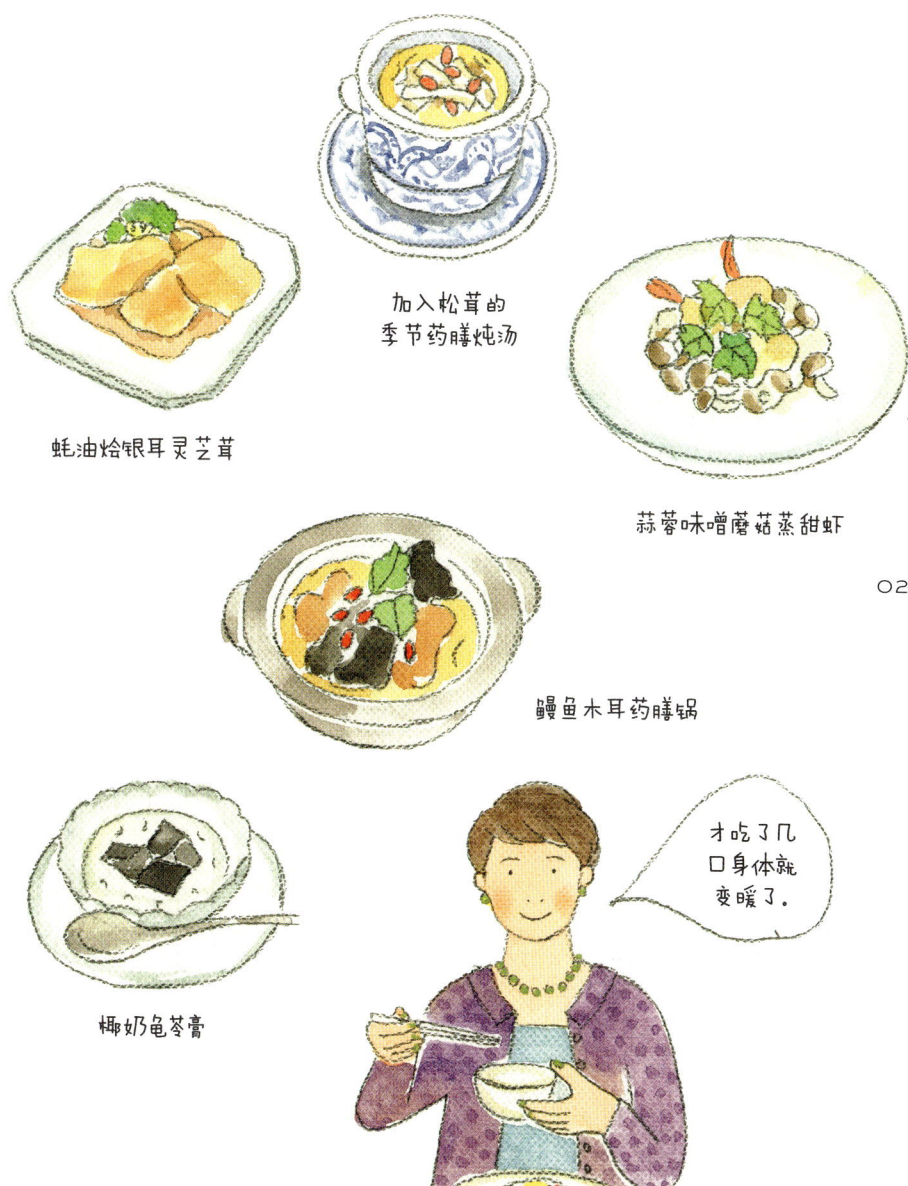

在药膳工作坊买到的药膳食材

枸杞

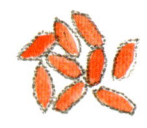

【功效】缓解眼疲劳、眼充血,滋养身体,强壮筋骨

枸杞可以缓解眼疲劳和腰腿疼痛,有抗疲劳的效果。它跟黄绿色蔬菜一样富含β胡萝卜素。

红枣

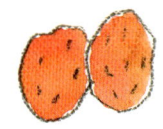

【功效】改善食欲不振、失眠,缓解不安情绪

俗话说,一天三颗枣,红颜不显老。红枣能对抗衰老,让皮肤红润光滑。它富含铁、钙、钾等矿物质,有安神、改善失眠的效果。

银耳

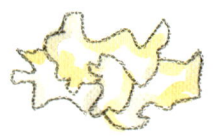

【功效】润肺止咳,滋润皮肤

银耳富含植物胶原蛋白,能补充身体水分,抗衰老,滋润肌肤。传说杨贵妃也很爱吃。

菊花茶

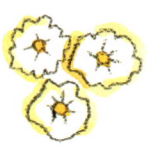

【功效】清心明目,降火除燥

因为菊花茶能缓解眼部疲劳,所以尤其适合电脑族。另外,睡前适当喝一点菊花茶,可以放松身心,睡得更好。

薏米

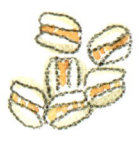

【功效】利尿祛湿、消除水肿

薏米有很好的利尿祛湿作用,有消除水肿和排毒效果,让皮肤光泽细腻。预防痘痘、斑点产生,延缓衰老。

自家制药膳料理

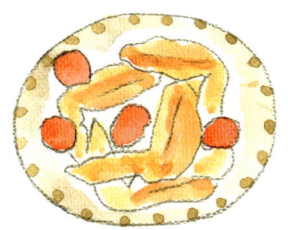

用鸡翅和红枣做的胶原蛋白汤

在锅里放入鸡翅和泡发的红枣，再加入酱油、砂糖、醋和水，用小火慢煮。

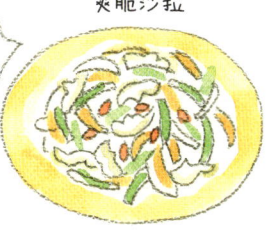

用中华海蜇和银耳做的爽脆沙拉

满满的植物胶原蛋白。

在市售的中华海蜇里加入泡发的银耳、黄瓜丝、鸡胸肉，再拌上蛋黄酱。

薏米提前浸泡一晚上。

把泡好的薏米和冷饭放进砂锅里熬成粥，对身体大有裨益。

薏米粥

睡觉前加入牛奶，放松身心

也可以搭配绿茶。

茶面上漂浮着可爱的小花，让身心放松。

菊花茶

蜜饯枸杞

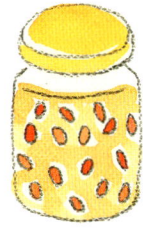

放进酸奶里吃。

也可以加蜂蜜和枸杞。

枸杞真的很像动画电影《风之谷》①里的奇柯树果实！这样一想，就更有动力去制作蜜饯了。

① 动画导演、编剧作家宫崎骏执导的动画电影，于 1984 年在日本上映。

{ **裸 食** }

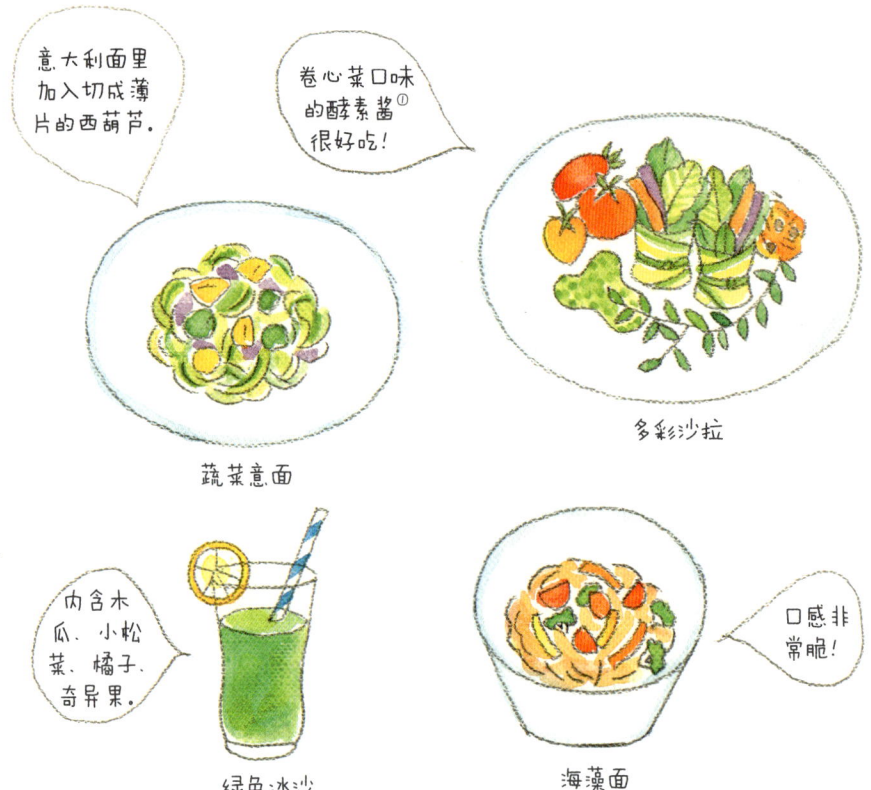

我对裸食②很感兴趣,但要自己做得好吃并不容易。于是我约了两位妈妈友一起去裸食咖啡店吃午餐。裸食对健康很有益,能有效地摄取酵素和营养素,增强人体免疫力。

最开始,我还有点担心它味道寡淡,吃不饱。我抱着怀疑的态度尝了尝,没想到它非常好吃,不仅菜品丰富,而且口感细腻,香味浓郁。据

① 一种日本调味料,由时令蔬菜磨碎后制成。制作过程中不加热,保留了酵素的活性。可以用于沙拉,也可以用来做鱼和肉的蘸酱。
② 以新鲜蔬菜、水果、谷物为主要食物,不吃肉、奶、芝士等动物产品,不食用精制糖。烹饪过程始终维持48℃以下的低温,以免高温破坏食物原有的营养物质。

比我想象的更有饱腹感。

裸食甜点

明明没有放白砂糖、鸡蛋、小麦粉和牛奶，竟然也浓郁香甜。

说，它的酱汁没有用任何鸡蛋或乳制品，而是由坚果泥代替。

之后，芝士蛋糕的口感也让我惊讶不已。明明没有使用小麦粉、鸡蛋、牛奶、白砂糖和芝士，却散发着浓浓的奶香味，厨师说是因为用了腰果泥。我们三人都对这顿饭赞不绝口，感到无比愉快和满足。

裸食到底有何功效呢？这个问题在第二天早上得到了解答：我们三人在如厕时都感到了久违的畅快感！裸食果然对身体大有裨益。我想，即便只是每天少量食用裸食，也是非常有益于健康的。

生活札记
身体疲惫、心情低落时的自我疗愈法
亲朋好友分享的,可以轻松做到的疗愈方法。

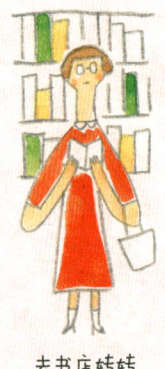

去书店转转

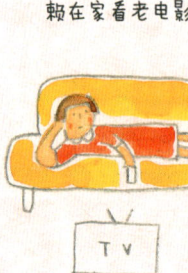

赖在家看老电影

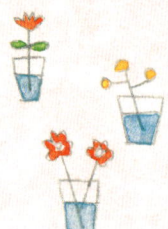

用很多花装饰家

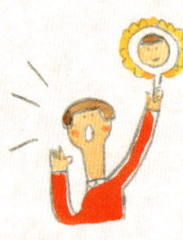

给喜欢的艺人捧场

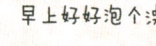

早上好好泡个澡

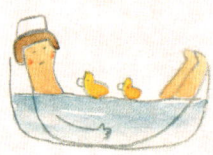

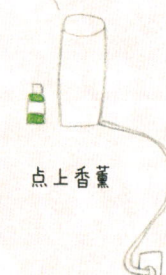

点上香薰

{ 第二章 }

自然抗衰老

最近,我开始认真关注肌肤和头发的老化迹象。
我将跟你分享自己的一些保养方式,
你可以选择适合自己的来尝试。

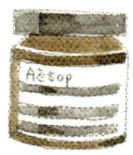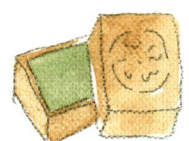

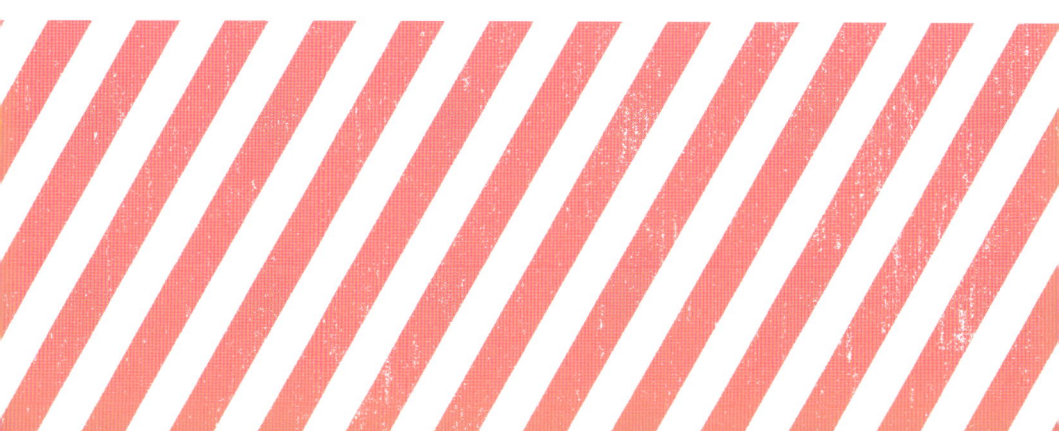

肌肤和头发的变化

肌肤的变化

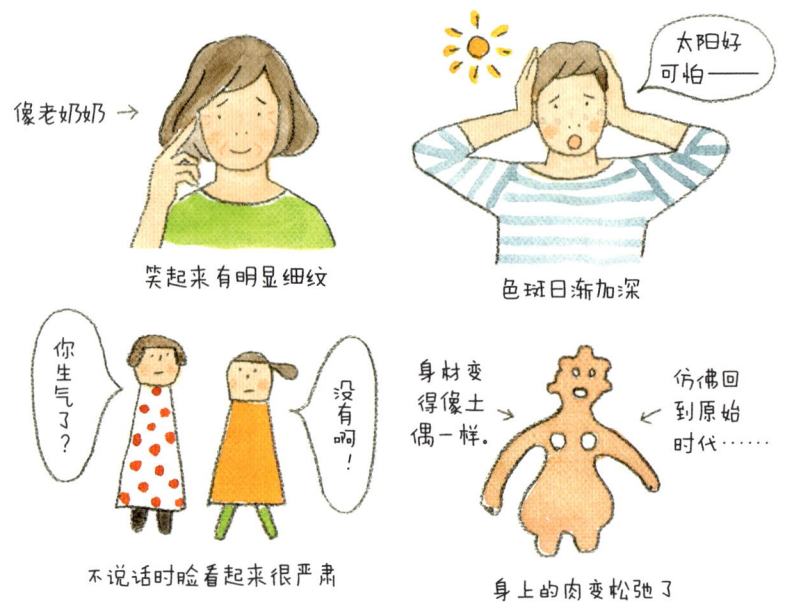

每个人情况各异，我在三十五岁左右，发现自己的皮肤、发质和体形都变了。

这些变化并不是在一瞬间发生，而是在日积月累间慢慢改变的，开始的时候连我自己也没有意识到。然而有一天，当我在给孩子拍的照片里看到误入镜头的自己时，不禁惊呆了：这个腰圆胳膊粗、满脸皱纹的老阿姨是谁？

那是我头一次意识到自己身体的变化，觉得那样的自己非常可怕！但

头发的变化

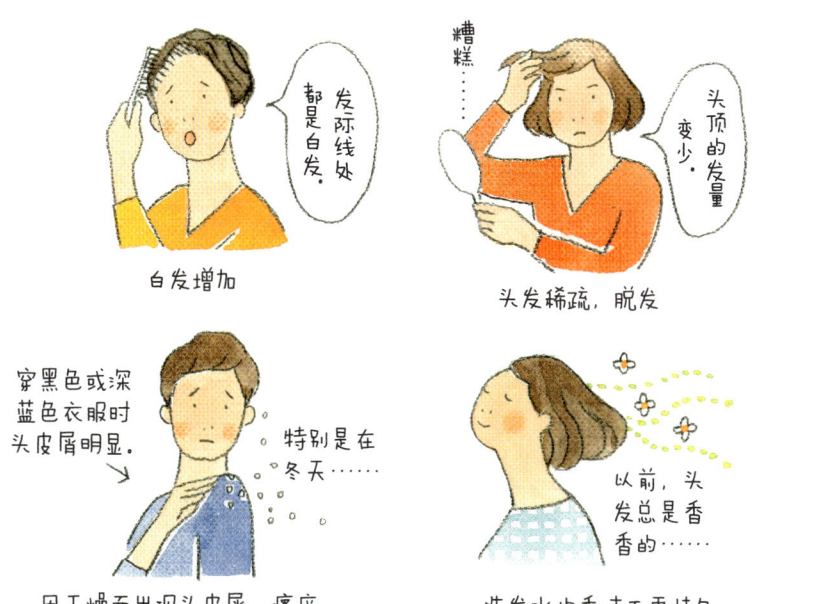

细想一下,能早点发现也不是坏事。于是从那时起,我便下定决心今后要认真对待自己的身体,挺直背,定时护理头发,还有减肥。

随着年龄增长,皮肤会变得松弛、暗沉,这是自然老化的过程,我很难去改变。但我可以从自己可控的事情开始做起,比如穿显年轻的衣服,吃健康的蔬菜,还有多微笑。

淡化法令纹的按摩法

有一次,我用手机拍照时不小心按了自拍模式,屏幕上那张老气的脸让我一时间无法直视。

那张脸显得非常不高兴,但我当时明明没有生气。我想可能是由于面部肌肉松弛导致的法令纹让我看起来很凶。法令纹会使视觉年龄与实际年龄相差好几岁。我推荐你尝试一下"舌尖按摩操",只需要让舌头在嘴里画圈圈,就可以有效改善法令纹。虽然用这种方式无法完全消灭法令纹,但总比不做任何护理要好得多。

既然法令纹是由面部肌肉松弛引起的,我们就可以通过控制面部肌肉淡化法令纹。平时要多注意绷紧嘴角,有意识地让它微微上扬,这样看起来就不再像凶巴巴的大妈了。

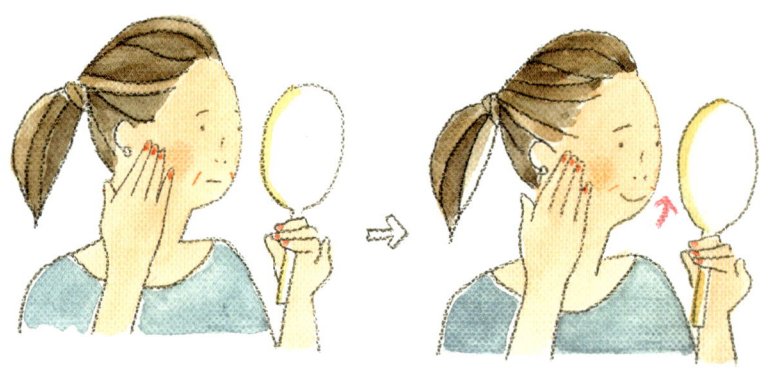

脸颊松弛,嘴角下垂,即使表情正常,也会给人凶巴巴的印象。

平时保持嘴角上扬会显得年轻许多。

舌头转一转,改善法令纹

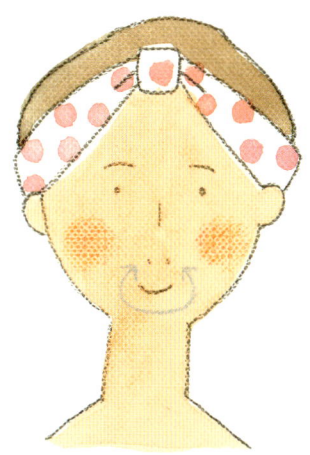 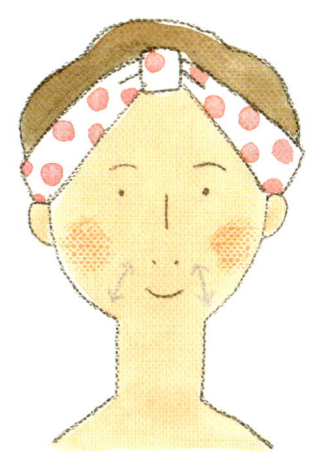

顺时针十圈,逆时针十圈,舌头在嘴里画圆圈。

左右两边各十次,舌头在嘴里沿着法令纹的位置轻轻滑动。

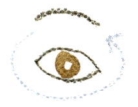 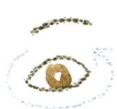   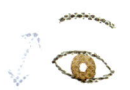 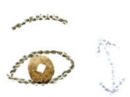

进行舌头按摩时,眼睛也跟着转动,有助于肌肉放松,促进血液循环,使双眼看起来更加明亮。

养护头发

以前我很嫌弃头顶上的小卷毛，一看不顺眼就把它们拔掉。我总以为自己头发很多，拔几根算不了什么。

三十五岁之后，有一天我像往常一样吹头发，突然发现头顶上空了一块。天啊，那些我曾经乱拔的地方竟然秃了……另外，我还发现自己的头皮不再耐受超市的洗发水，总是频繁发痒，发质也变差了。对此，发型师建议我尝试用美发店的洗发水，或者天然无添加的洗发产品。刚换新的洗发水时，我总是洗得非常仔细，头发状态变得很好，但过了段时间我就开始敷衍了事了。于是后来，我尽量买一个月左右量的洗发水，这样可以让自己对洗头这件事保持新鲜感。

最近，我把一直钟爱的娃娃头剪短了，开始享受短发带来的时尚气息。每次洗头时，我都会轻轻按摩头皮，然后将头发充分冲洗，睡觉前也一定会把头发全部吹干。为了养护好头发，牢记这些基本方法非常重要。

推荐的护发产品

绵密的泡沫,把头皮上的毛孔都洗得干干净净!

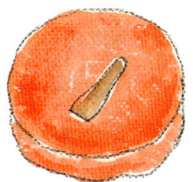

岚舒洗发皂

把润发粉溶于水后再洗头,没有黏腻感,很好用。

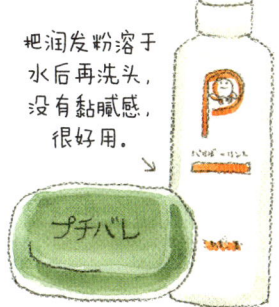

泡泡发皂和润发粉

洗发后涂在湿的头发上,保持头发的光泽度。

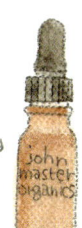

香味也不错!

约翰大师有机护发油

免冲洗的护发素,不伤头皮。

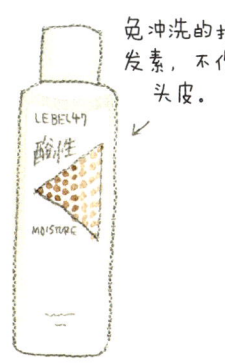

LebeL4.7酸性滋润型护发乳

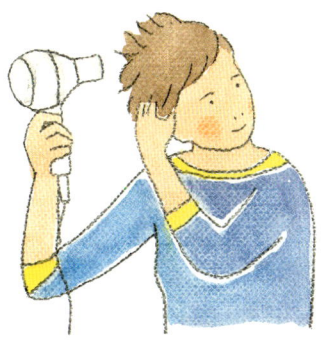

现在,不管多么短小卷曲的头发,我都会珍惜。

发型推荐

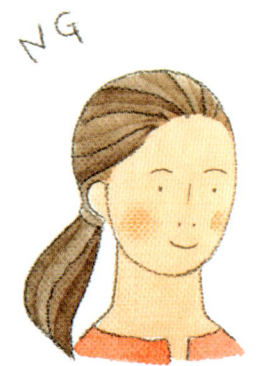

显得憔悴的低马尾

马尾扎得太低像疲惫的中年妇女。

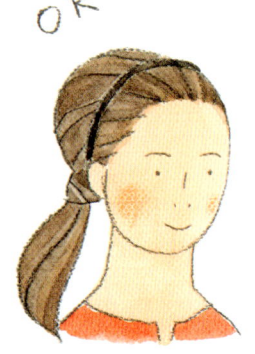

相同的发型，饱满的后脑勺会让时尚感大大提升

将头发梳蓬松后扎一个高马尾。

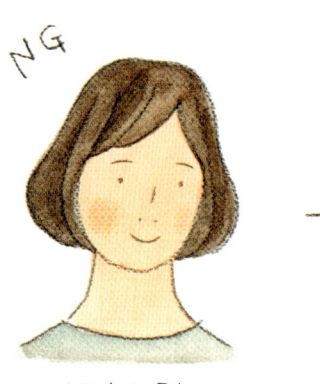

贴头皮的短发

头发稀少细软显老气。

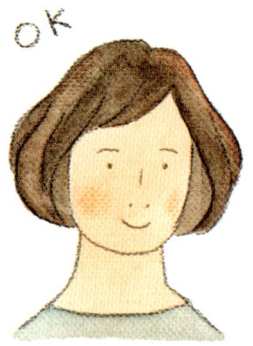

蓬松的波波头充满活力

洗完头后先把发根吹干，再把发尾吹卷。

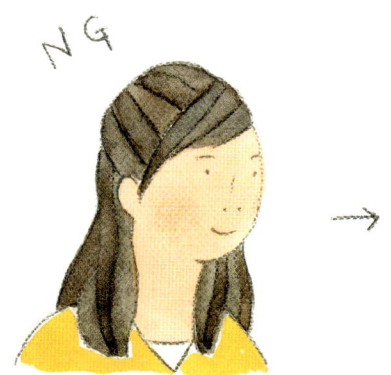

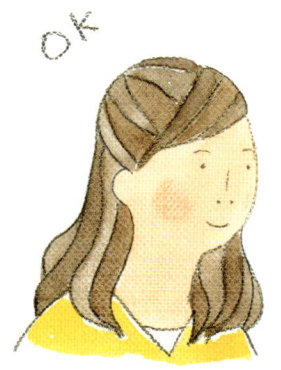

黑色头发显得沉闷

头发失去光泽,想让黑发看起来干净利落不太容易。

棕色头发给人清新的印象

不要染得太浅,自然棕更显优雅。

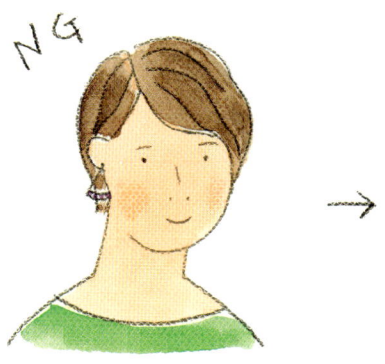

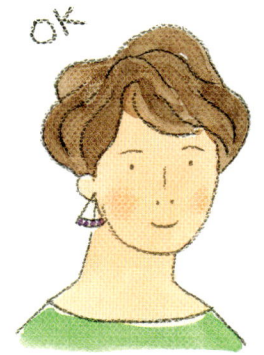

分界处的头皮变明显了

总在同一个地方分界,那个部位的发量就会变少,头皮也就露出来了。

不要给头发分界,将头顶的头发做出蓬松的造型

只要把头发烫卷,头皮就不那么明显了。

有机护肤品用起来

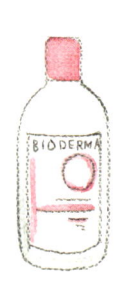

贝德玛 H₂O
卸妆水

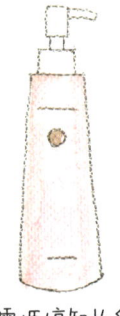

露姬婷卸妆乳

温和不刺激肌肤的卸妆产品

以上两种都是不需要冲洗的擦拭型卸妆产品，能有效去除彩妆，同时滋润肌肤。

有机洗颜皂

我会选择既能用于面部又能用于身体的肥皂。我通常把它们切成小块来使用。

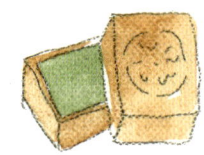

阿勒颇古皂

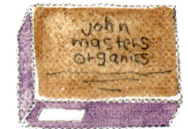

约翰大师有机香皂

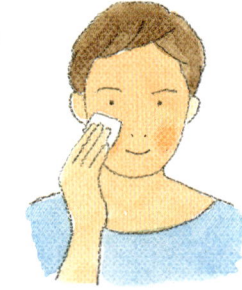

三十五岁之后，我的皮肤变得干燥又敏感。不仅用不了朋友送的便宜可爱的韩国化妆品，连高档化妆品中的香味也不能忍受。

从那时起，我将保持肌肤健康作为护肤的首要任务，不过多追求美白和紧致功效，只让皮肤感觉舒适就好。

在不断试错中，我总算找到了可以减少肌肤负担、不添加任何多余成分的护肤品。有些添加天然精油的产品还能舒缓心情。比如"伊索""维

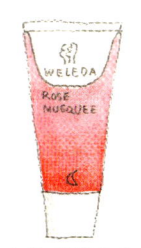
维蕾德野玫瑰
保湿晚霜

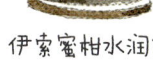
伊索蜜柑水润乳

简单有效的化妆水

洗完脸，用带有天然芬芳的
化妆水让我感到放松。

含有天然精油的乳霜

适合不喜欢麻烦、只想保持皮肤
正常状态的人。

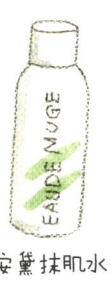
安黛抹肌水

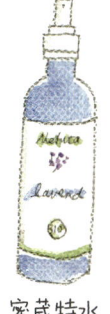
蜜葳特水

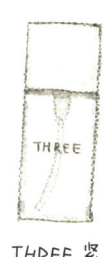
THREE 紧
致化妆水

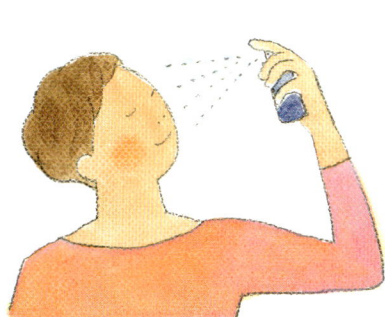

蕾德""NYR（NEAL'S YARD REMEDIES）"等品牌，都是我钟爱的。

现在回想起来，从那时起，我的饮食习惯也在悄悄发生变化。我开始选择吃天然蔬菜，而不是烤肉一类的油腻食品。倾听身体的声音，就能找到适合自己的食物和用品。

四十多岁女子爱用的基础护肤品

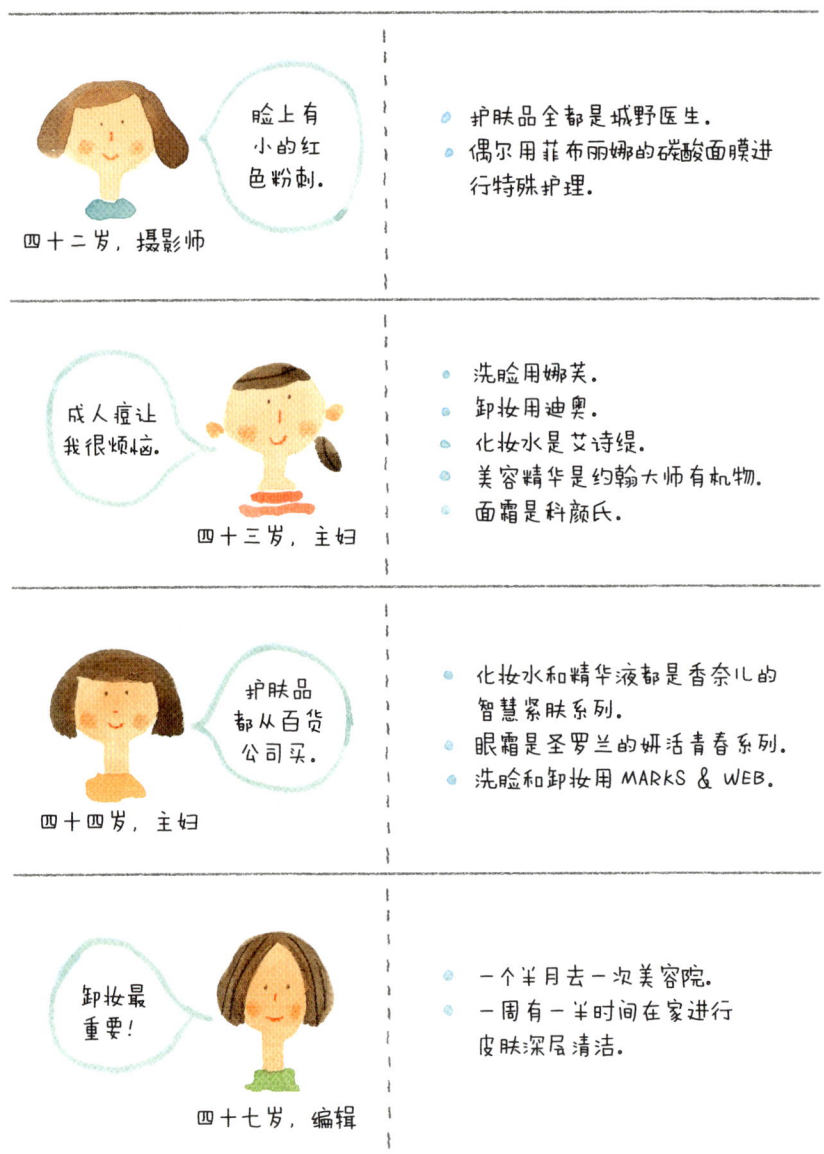

身边四十多岁的女子都在用哪些护肤品呢……
我以前就很想知道，这次终于鼓起勇气打探了一下！

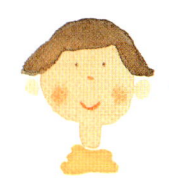

四十二岁，旧物改造艺术家①

崇尚自然，现居澳大利亚。

- 头发和皮肤护理全部使用伊索。
- 底妆用有机化妆品品牌Amritara。

每天都要喝青汁。

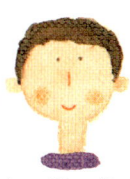

四十五岁，设计师

- 化妆水从药妆店买，每次用量很大。
- 每天泡澡时都敷乳液面膜。

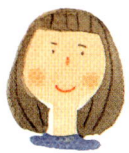

四十二岁，咖啡店主

皮肤应该还算健康吧！

- 护肤品都用奥蜜思。
- 二十多岁尝试过很多高端护肤品，老实说效果并不理想。

皮肤非常敏感！

四十二岁，公司职员

- 护肤品都用雅倩美，它适合敏感肌和痘肌的人。
- 现在不太长痘了。

---

① 旧物改造是一种"变废为宝"的时尚潮流，将原本的物品拆解，跟别的物品结合成一个新物品。艺术家通过自己的创意和手工赋予旧物件新内涵。

祛斑初体验

或许因为从小就看惯了自己满脸雀斑的样子,我对脸上的斑点没太在意。但四十岁之后,我发现一旦多晒了点太阳,脸上就会显现褐色的斑。

人们管这种斑叫老年性色素斑,是随着人的年龄增长,皮肤黑色素在紫外线照射后加速沉着而形成的。

我不喜欢这样的斑,看起来很显老,用遮瑕膏也很难遮盖。正当我考虑怎么消除掉它们时,一位同龄朋友建议我去尝试激光祛斑。

常见的斑

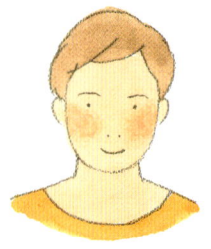

肝斑

出现在眼睛下方的褐色斑,通常左右对称。这种斑与女性激素有关。

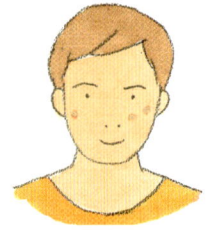

老年性色素斑

受紫外线影响而形成的斑,颜色会越来越深。

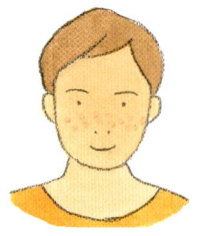

雀斑

由遗传因素引起、在两颊呈点状分布的斑。暴晒后会更加明显。

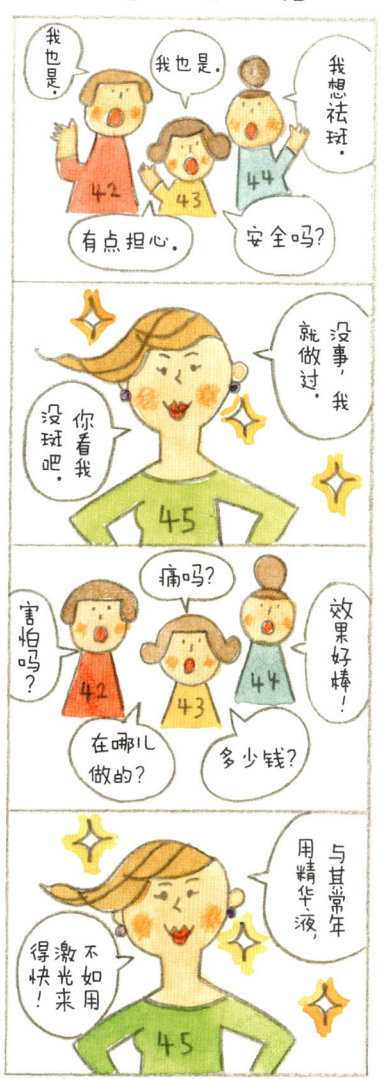
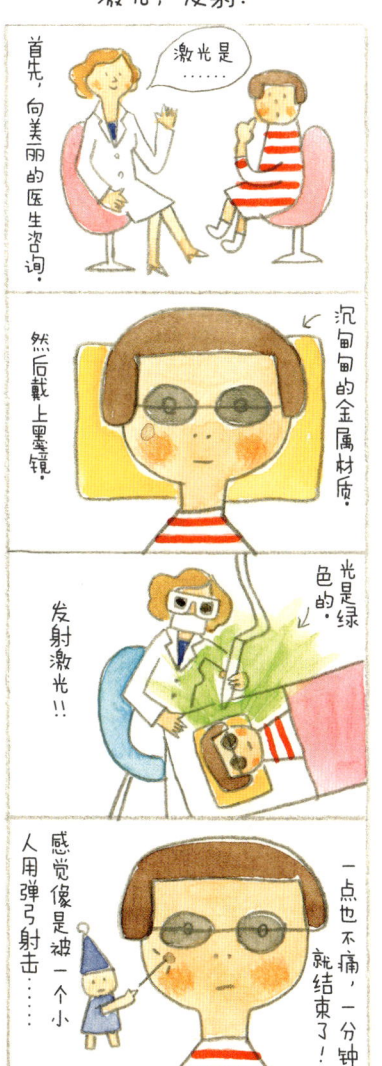

激光祛斑

在一位美容专栏作家的推荐下,我来到了位于中目黑的一家皮肤美容诊所。

刚踏入大门,我就被一位四十来岁的女员工吸引住了,她那美丽的肌肤和松田圣子①一样,白皙、饱满、透亮、富有弹性,由内而外散发出光泽。仅凭这一点,我就对这家诊所产生了信赖。

随后,一位身材紧致、穿着白大褂,像运动员一样的医生出现了,她长得很像电视剧中的女医师,脸上没有一点斑。我再看看自己的脸,连忙低下头。

祛斑进行得很顺利。先是与医生会诊,然后被带到一个房间,戴上像奥特曼一样的金属护目镜。随后,我感觉被闪光灯"咔嚓咔嚓"一通乱闪,就像是有一个小人坐在我脸上,用弹弓向我射击。虽然有些疼,但完全可以忍受。

治疗刚结束的时候,由于色斑和雀斑的根源——黑色素被破坏了,皮肤表层也因高温受了些伤,皮肤看起来要比以前更黑。不过,医生给我贴上了颜色与肤色相近的胶布,看起来不太显眼。我照常出门工作和就餐,没有受到任何影响。

我每天都会涂医生开的消毒药膏,一个星期后,结的痂掉了,斑就这样被干干净净地祛除了。这种感觉真好!

---

① 日本女歌手、演员。1962 年出生,1980 年 4 月推出第一张单曲《裸足的季节》,并接连发行了一系列脍炙人口的作品,创下不少唱片销量纪录。

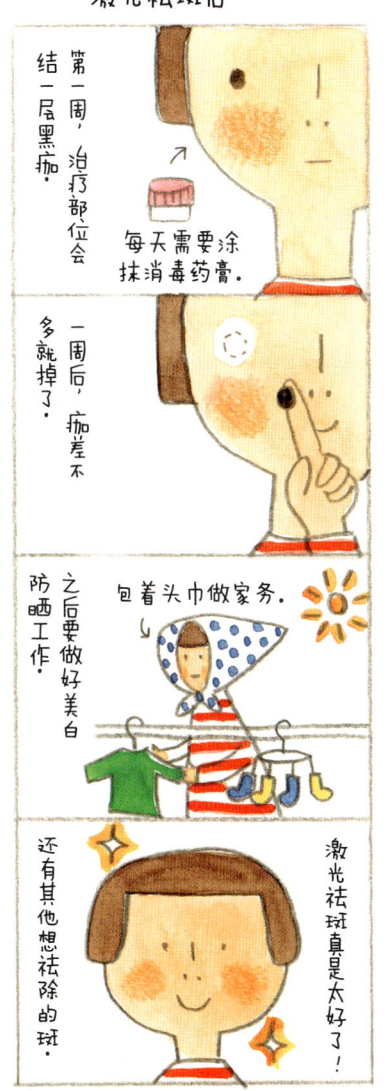

接下来，我每晚都要涂医生开的美白霜，白天还要涂防晒霜。痂脱落的部位，新生的皮肤像婴儿一样白皙，只有坚持使用这些护肤品，才能让新皮肤慢慢与周围的皮肤融为一体。

激光祛斑确实是值得的！不过，目前我只消灭了我最在意的几处斑点。医生说，秋冬季节紫外线较少，适合进行激光祛斑，所以，我最近想一股作气再除掉三处黑斑！

沙龙香水营造清洁感

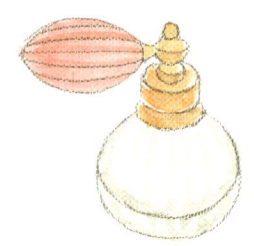

年轻时,我对香水类的产品完全没兴趣,四十岁后,我开始担心自己身上会有异味。所谓的"老人臭"不仅男性会有,女性同样会有。我不希望在与别人擦肩而过时,有人会皱起眉头说:"咦?什么味道?"

我不喜欢含有人工香料的香水,虽然刚喷完的时候很香,但没一会儿就觉得头晕了。

我更喜欢清新怡人、用料天然的沙龙香水(Niche Perfume),比如安霓可·古特尔、圣玛利亚修道院等。它们的气味让人感到平静,想一直沉浸其中。

沙龙香水的标准:

1. 使用天然香料。
2. 制造商不盲目扩大销售渠道,重视品牌价值。
3. 销售方尊重制造商的意愿,认真维护品牌和产品。
4. 严格把控产品品质,不进行大规模生产和销售。

沙龙香水的瓶身设计通常比较古典,放在房间会营造出一种美好的少女氛围。随着年龄增长,我越发重视清洁感,觉得人只要看起来干干净净,即使有皱纹和斑点也很有魅力。

元气女子的香水气味温和

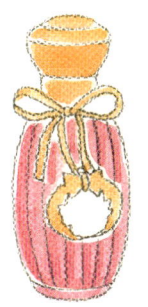

安霓可·古特尔

"曼陀罗"是一款清新怡人、以佛手柑为主调的香水,非常适合夏天使用。

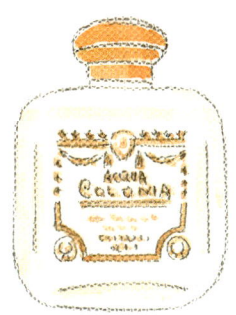

圣玛利亚修道院

我现在用的"小苍兰"有一种高级香皂的味道,非常适合打造元气女子的清洁感。

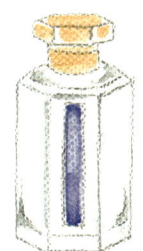

阿蒂仙之香

我很喜欢这款名叫"蝶舞紫罗"的香水,它的紫罗兰花香带着淡淡的甜味和怀旧气息。

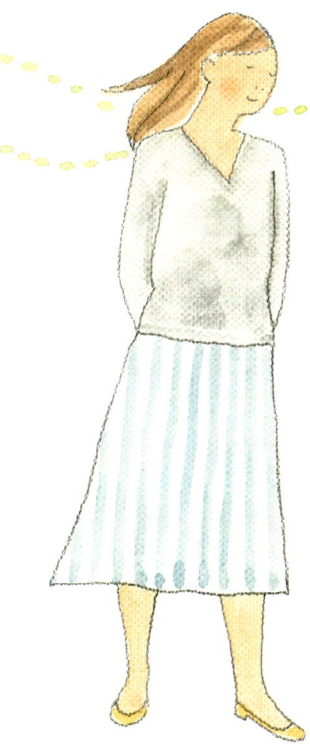

夏天用柑橘系、冬天用花香系。我喜欢随着季节变换香味。

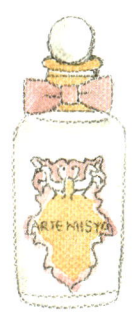

潘海利根

英国王室指定品牌。这款"致爱温柔"混合了花果香气,散发出女性柔美的气息,适合在秋冬季节使用。

一分钟淋巴按摩紧肤法

早上化妆前,我会先给自己轻柔地做个淋巴按摩,冬天用精油,夏天用乳液。若时间有限,就快速地做一个"大眼小脸天鹅颈"按摩。按"眼部—侧脸—脖子"的顺序,用手指依次按摩五次。这样不仅能提神醒脑、改善肤色,还能让底妆更服帖。

当我有足够的时间享受泡澡时,我会以淋巴液最终流向的锁骨凹陷处为中心,认真地进行按摩,进而疏通淋巴、消除淤塞。即便是轻柔的按摩也能促进新陈代谢。

按摩的顺序从额头、脸颊到眼周、太阳穴,再以太阳穴为起点,经过侧脸到达耳根。然后从耳根、脖子根,一直按到锁骨位置。

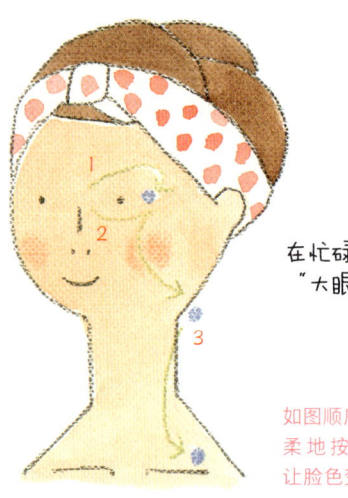

在忙碌的早晨,使用"大眼小脸天鹅颈"按摩法

如图顺序,用指腹轻柔地按摩五次,能让脸色变得红润。

泡澡时可以用的按摩法

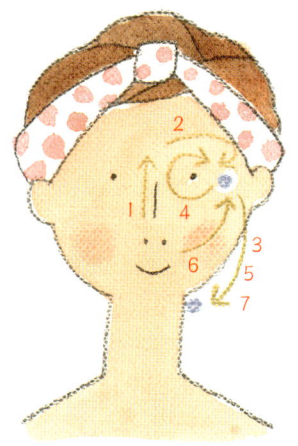
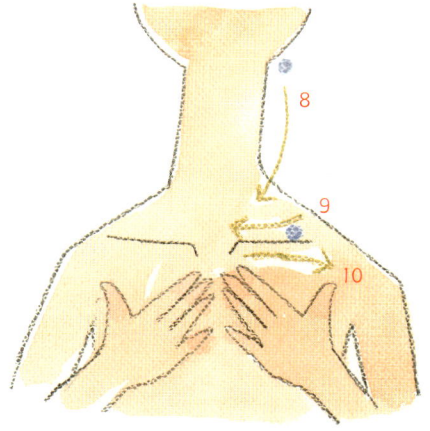

1 从鼻窝向眉心轻推。
2 沿着眉毛上方，向太阳穴轻推。
3 手指到达太阳穴后，不要离开皮肤，继续向脖子根部轻推。
4 从下眼睑处开始，沿逆时针方向按摩眼周。
5 手指到达太阳穴后，不要离开皮肤，继续向脖子根部轻推。
6 从鼻翼向太阳穴轻推。
7 手指到达太阳穴后，不要离开皮肤，继续向脖子根部轻推（步骤1~7，左右脸顺序一样）。
8 右手放在左耳后方，向锁骨方向轻推。
9 右手沿着左边锁骨从外向内轻推。
10 最后从锁骨向腋下轻推（步骤8~10，左右两侧顺序一样）。

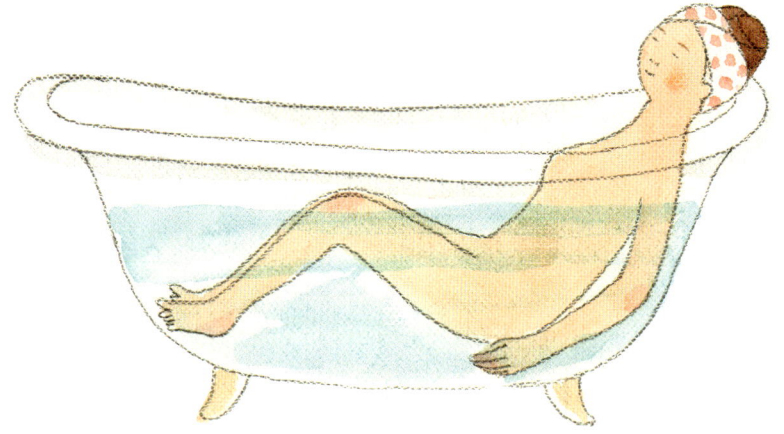

初次体验嫁接睫毛，领会何谓"自我风格"

平时化妆，我会一切从简，涂粉底，画眼线，刷腮红，十分钟就完成了。崇尚自然妆的我竟然在前几天突发奇想，体验了嫁接睫毛。

结果我傻眼了，又长又翘的假睫毛在我脸上特别不自然，看起来就像唱戏的。

虽然这并不会引起太多人的关注，但我依然觉得浑身不自在。这是我第一次意识到"不像自己"是多么难受，就像穿了不合心意的衣服。我全身的细胞都在大喊："快点摘掉！"

尽管可以通过调整睫毛的长度和数量来改变整体效果，可我实在忍受不了，回家就把它剪了。我非常羡慕那些即使种了假睫毛也很自然的人，她们的睫毛看上去又浓又翘，很可爱。我也有朋友通过嫁接睫毛使女人味翻倍。

我本以为挑战新事物可以让自己变美，或者得到意想不到的效果。但这次经历让我明白，变美的前提是要保持自己的风格，而不是随波逐流。

嫁接睫毛初体验

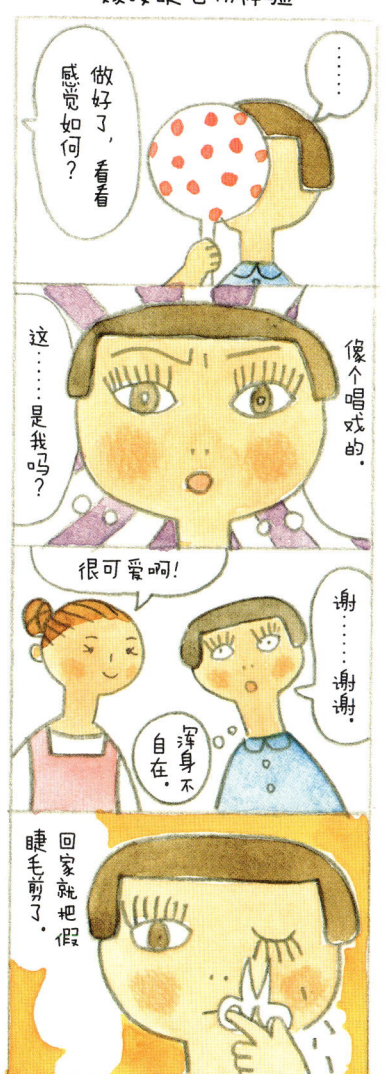

自然的可爱感

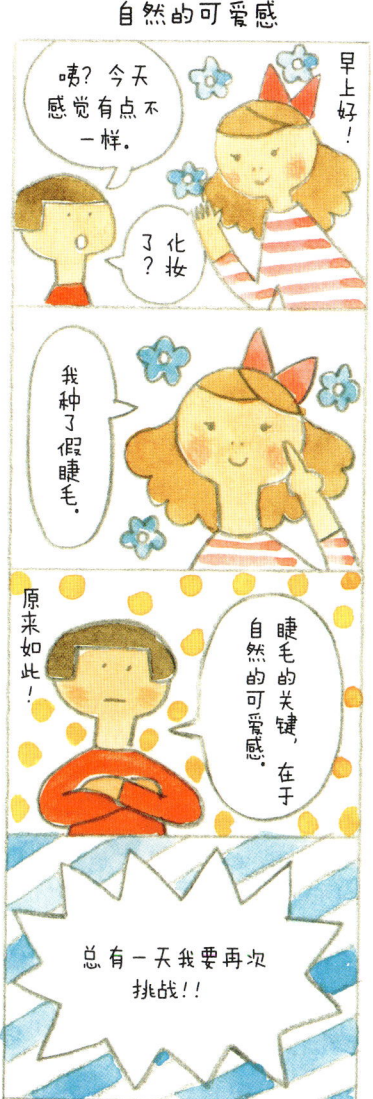

元气女子的可爱从指尖开始

我非常羡慕指甲修剪得精致漂亮的人，觉得她们很有女人味。再看看自己的手——指甲油已经脱落，旁边还有粗糙的死皮……心想这可不行啊！

指甲很容易被别人注意到，而且手会暴露年龄。我决定从今以后认真护理双手，成为自然流露出优雅气质的元气女子。

我会随身携带护手霜，并且经常涂抹，我喜欢欧舒丹和伊索这两个品牌，它们味道清新，让人备感舒心。在涂抹护手霜时，特别要注意指尖和甲缝，最好边涂边按摩。

我偶尔也会去美甲店做光疗甲，做完后指甲会呈现出非常饱满的色泽。不过，我觉得频繁卸除凝胶会伤害指甲，因此我只会在特别的日子享受一下。

平时大多数时间我都自己在家做指甲。我不喜欢太尖、太长的指甲，一般我会根据自己的指甲形状进行修剪。我比较喜欢芥末、卡其和蓝灰等有个性的颜色。

按服装的颜色来搭配指甲油，不仅提升了时尚度，还能带来好心情。

玩转色彩,轻松美甲

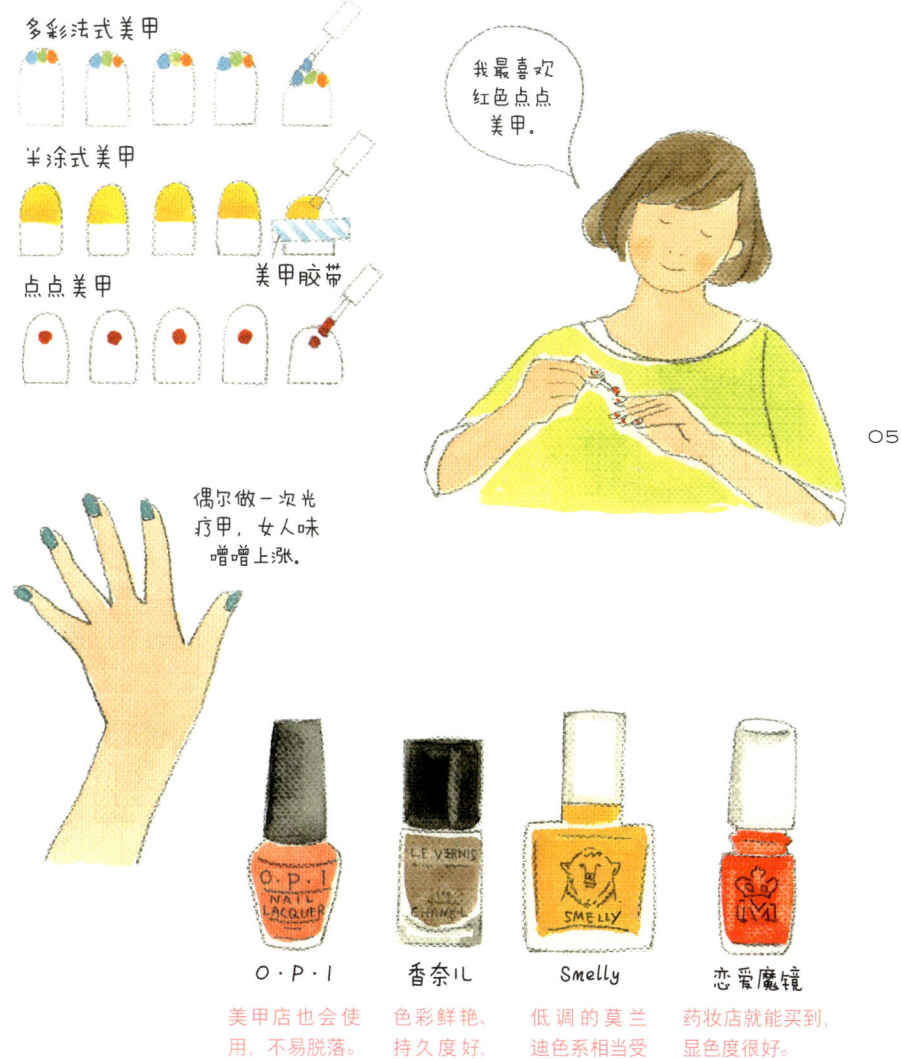

这样穿最显瘦，给元气女子的穿搭建议

穿得合身，干净利落

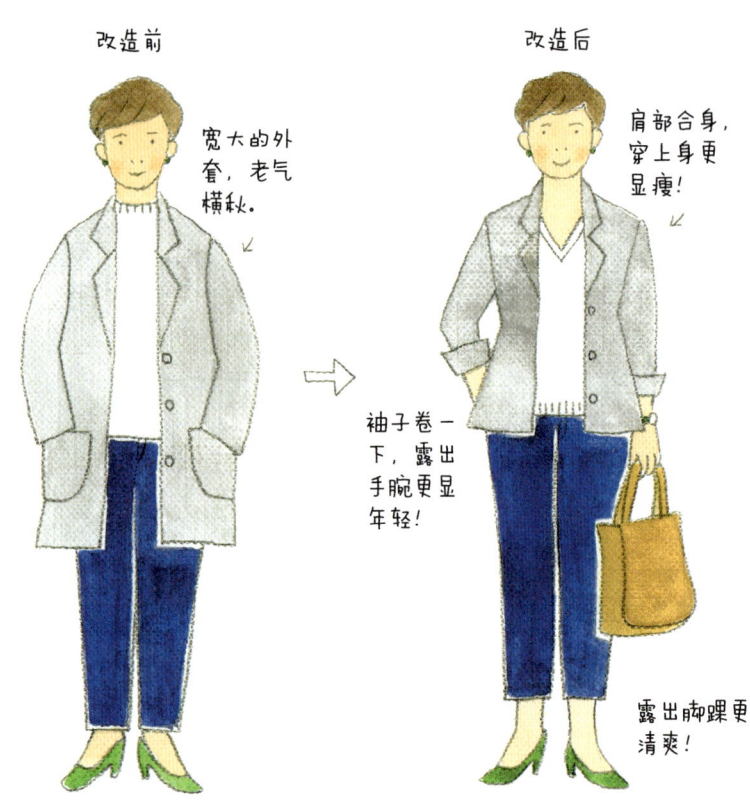

二三十岁的时候，我钟情于自然风格的服饰。亚麻直筒连衣裙、紧身打底裤、勃肯鞋、编织包，这样的搭配休闲舒适，让人不想改变。

但三十五岁后，我发现这种宽松的打扮显得很土气。因此我决定慢慢转变穿衣风格，让自己看起来干净利落。

松紧结合,打造纤细感

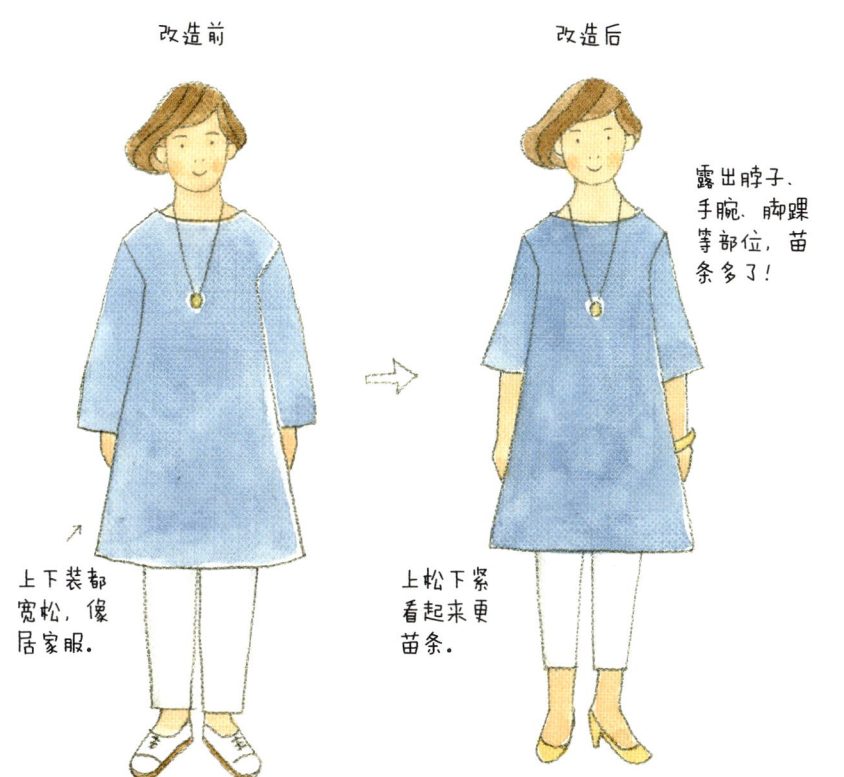

我把宽松的裤子换成了紧身裤,同时露出相对纤细的手腕和脚踝。同样的衣着,只要把平底鞋换成高跟鞋,气质马上就不一样了。

在寻找自己穿衣风格的路上,我还在不断摸索。只要能多花一点心思,就能让自己看起来更有活力。

纵向搭配,巧妙减龄

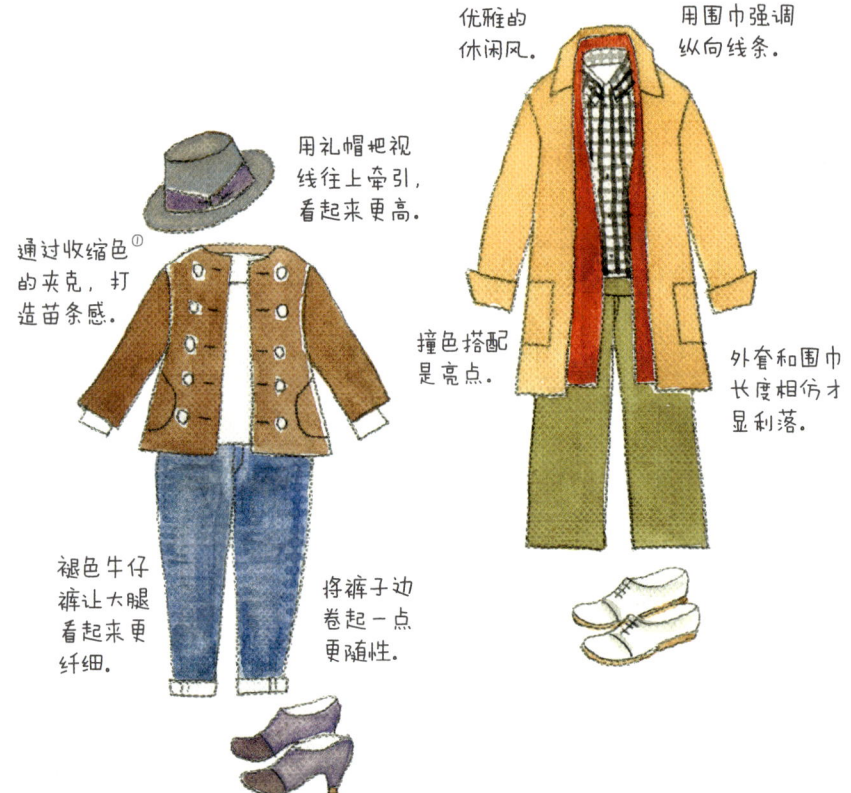

过了四十岁,很多人都发现长肉容易减肥难,一不留神肌肉就变得松弛显老态。

我个子小,为了看起来年轻些,我尽可能通过着装来拉长身材比例。

我会特别露出三个部位:脖子、手腕和脚踝。就算在冬天,我也会穿船形领和七分袖。因为小肚子是一定要藏起来的,所以露出相对纤细的部位可以让整体造型达到平衡。

① 使物体的视觉效果变小的颜色。

巧用配饰，让衣着更美

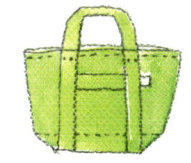

亮色提升时尚感。颜色鲜艳的包包或鞋子更容易搭配！

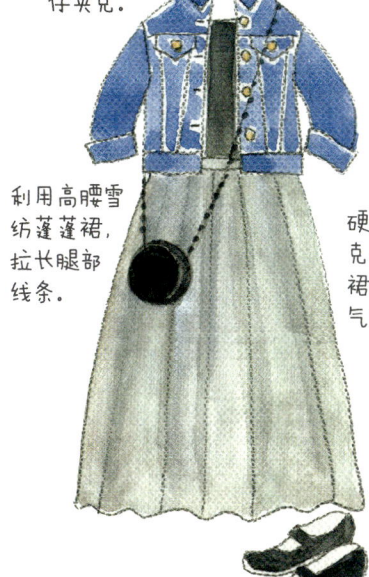

修身牛仔夹克。

同色系搭配，打造成熟感。

利用高腰雪纺蓬蓬裙，拉长腿部线条。

硬朗的牛仔夹克搭配优雅的裙子，甜美帅气风格混搭。

六厘米的高跟鞋让双腿看起来更修长，女人味十足！

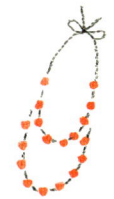

长项链有拉长身形的视觉效果。

　　此外，面料和颜色也至关重要。廉价的亚麻或全棉料子会显得人体形松垮。过了四十岁，因为肤色变得暗沉，所以就要靠有光泽的面料和鲜艳的颜色来打造明亮感。

　　再者，我推荐使用有提拉效果的调整型内衣。胸部与臀部哪怕只是微微抬高1厘米，都能让外表看起来年轻许多。调整型内衣的款式有很多，若不加以利用，实在是错失了增添魅力的好机会。更难得的是，调整型内衣还能改善整个人的体态和气质，非常值得一试。

生活札记

一不留神就脱口而出的"死语①"语录

曾经流行的这些话，现在偶尔还会说上一两句，反应过来后和朋友相视苦笑。

注：中国没有与之相对应的说法，故保留原文。——编者注

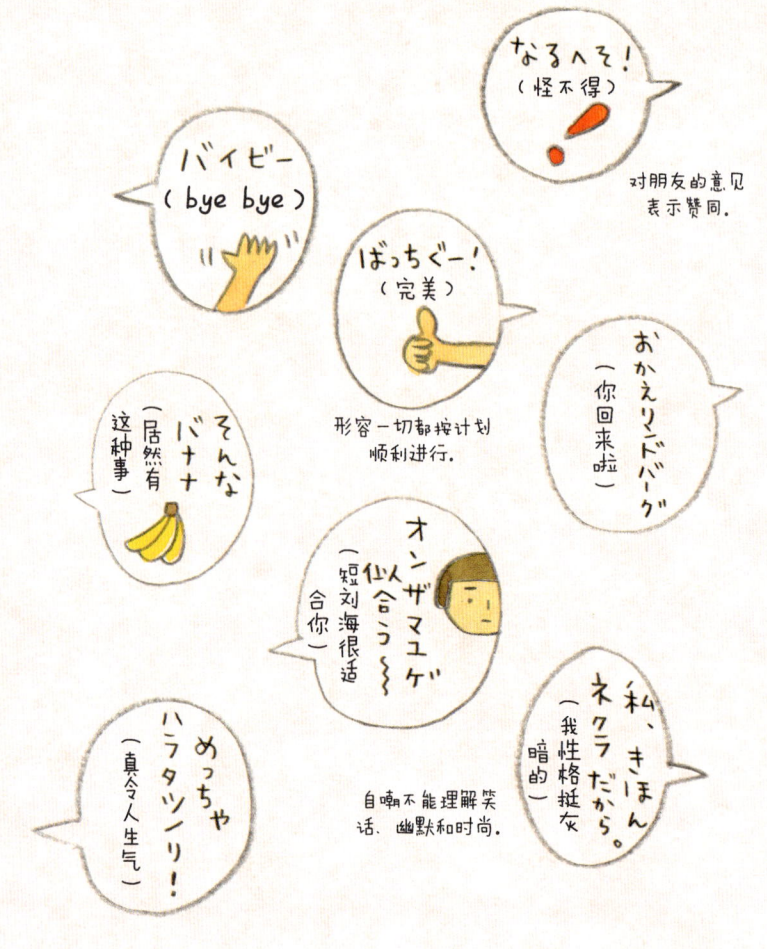

① 指曾经风靡一时，现在已被主流社会遗忘的流行语。

{ 第三章 }

保持良好的身体循环系统

四十岁之后,我觉得自己的新陈代谢变慢了。
如何才能更好地排出毒素,拥有健康的新鲜细胞呢?
我将在这一章里与你分享。

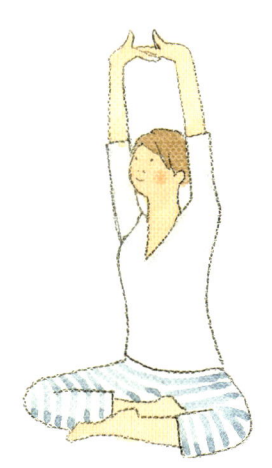

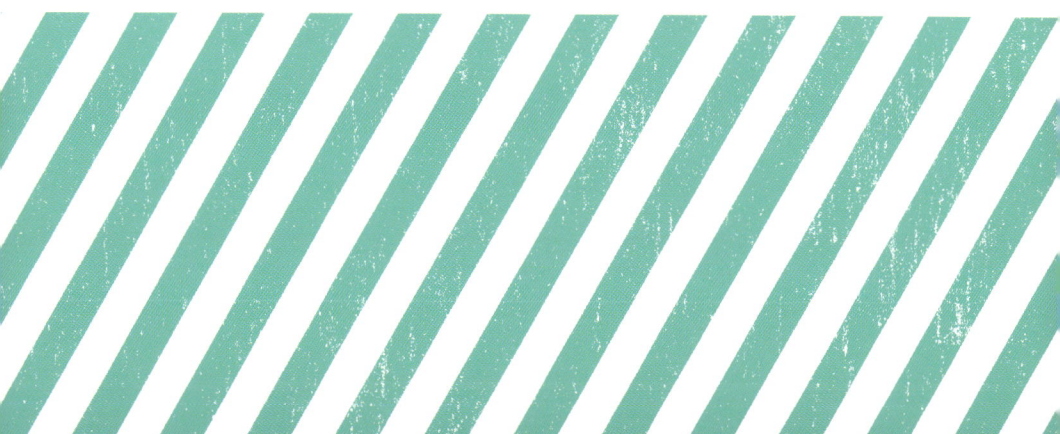

在 NYR 学校学到的芳香疗法

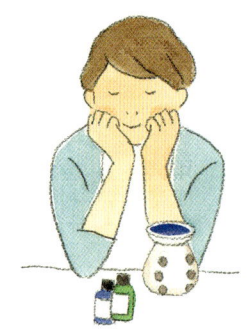

随着年龄增长，我对植物愈发着迷，仅仅目睹新芽萌生或嗅到鲜花香气都会充满元气。

为了探究更多植物的奥秘，我找到了 NYR 品牌在表参道开设的美容学校。NYR 是一个以纯天然植物精油为主要成分的护肤品牌，备受人们喜爱。在这所学校里，我接触到了芳香疗法。

芳香疗法是一种自然疗法，它从植物的花、叶、根、种子等部位萃取百分之百的纯天然精油，帮助身心恢复平衡。每一款精油都有其独特的香气和功效，例如舒缓放松、愉悦情绪、促进血液循环、平衡激素等等。通过深入了解这些知识，我学会了如何针对自己当下的身体情况选择适合的精油。

例如，想驱散忧虑、恢复平静时，我就选择天竺葵精油；需要振奋精神时，我就选择佛手柑精油；失眠时，洋甘菊精油的帮助最大……就这样，我逐渐探索出了治疗自己情绪的"香气处方"。

精油是从植物的精华中提取出来的，蕴含生命力量。我要时刻倾听身体的声音，好好珍惜并善用每一滴精油。

在 NYR 学校学到的精油配方

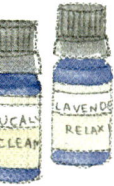

自制香水

[材料]

无水酒精——八茶匙；矿泉水——两茶匙；精油（随个人喜好，选择两三种）——十滴

[制作方法]

1. 根据个人喜好和想要的效果，选择合适的几种精油进行调配。
2. 加入无水酒精和矿泉水，混合搅拌后倒入喷雾瓶中。
3. 使用时，将调配好的香水喷洒在手腕、耳后等部位。不同的精油混合之后会带来完全不同的味道。能制作出专属于自己的香水，真的很开心。

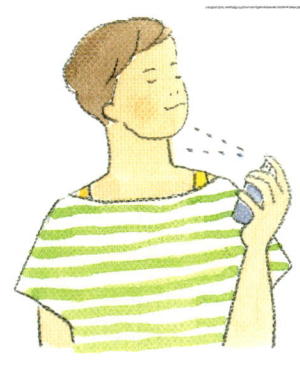

我的香水配方是……
- 四滴天竺葵
- 两滴薰衣草
- 两滴依兰

以这三种鲜花系的精油为基础油，再加入：
- 一滴乳香
- 一滴快乐鼠尾草

（都有抗衰老的效果）把它们混合起来。

不仅携带方便，也不会因香味过浓而给旁人带来不适。需要振奋精神时，随时随地喷一下。

室内芳香剂

[材料]

无水酒精——一茶匙；精油——一至五滴；矿泉水——二十五毫升

[制作方法]

将所有材料放入喷雾瓶里混合，喷洒在房间里。
室内芳香剂不仅香气怡人，还可以为房间除臭、杀菌、消毒。建议根据厕所、厨房和玄关的不同环境，调制相应的芳香剂。
我推荐使用佛手柑、薰衣草、薄荷这几种精油。

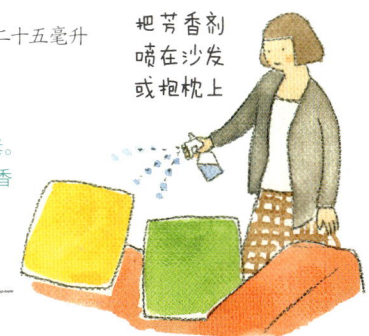

把芳香剂喷在沙发或抱枕上

自制沐浴乳
将两勺市售的咖啡专用奶和五滴喜欢的精油混合即可。

自制浴盐
两茶匙天然盐和五滴精油充分混合后，溶于洗澡水中。

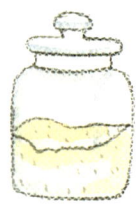
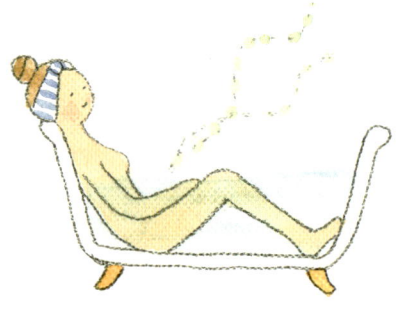

衣柜防虫
将滴有茶树精油的纸巾放入衣柜，能够保护衣物不受虫子侵扰。

空调出风口处
用滴有室内芳香剂的布在空调出风口处抹一下，房间立刻充满淡淡的香气。

洗衣服
只要在柔顺剂里放入五滴精油，衣服就变得松软而清香。

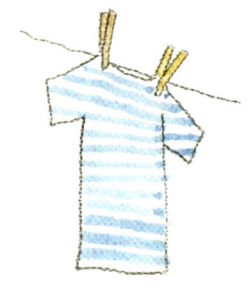

鞋子除臭
用纸巾包住滴入精油的小苏打粉，绑成像晴天娃娃一样的形状，在每只鞋子里放一个，可以消除异味。使用后的小苏打可以用来打扫卫生，据说柠檬和薄荷都有除臭效果。

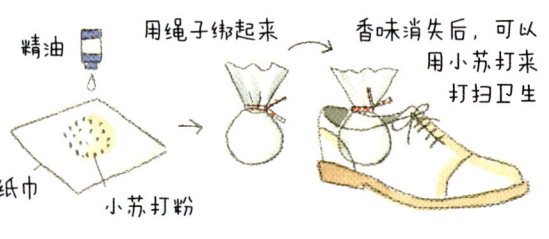

日常生活中的实用精油配方

专注于学习和工作
- 薄荷
- 尤加利
- 柠檬

这些精油都有提神醒脑的功效,时不时变换香味,心情会焕然一新。

想好好睡一觉
- 洋甘菊
- 乳香
- 薰衣草

用带有柔和灯光的香薰机来帮助你进入深度睡眠。

感冒初期
- 尤加利

尤加利有很好的杀菌、消毒作用,能缓解呼吸系统的问题,感冒初期,不妨使用具有加湿功能的香薰机,扩散尤加利精油。平时这样做,也能净化空气,有效预防感冒。

花粉症高发季节
- 茶树
- 尤加利

在手帕或纸巾上,滴一至两滴精油,时不时地闻一闻。

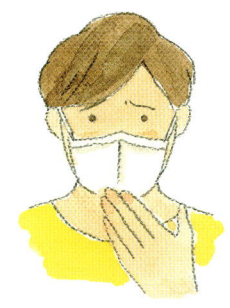

预防手脚冰凉
- 天竺葵
- 甜马郁兰

天竺葵能促进血液循环,甜马郁兰能扩张血管,各取两滴,与两茶匙的天然盐充分混合,溶于洗澡水中。

想放松时
- 依兰
- 佛手柑
- 橙子

精油的香味能缓解身心紧张,稳定情绪。

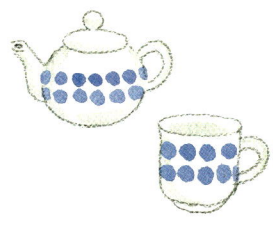

改善血液循环的伸展运动

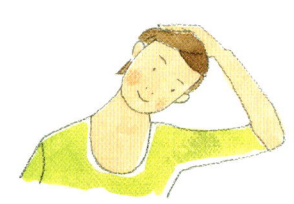

要坚持做伸展运动并不容易,需要给自己固定一个时间和场所,养成习惯。我一般会在工作间隙做肩胛骨伸展操,入睡前则躺在床上做拉伸。

在运动达人看来,我的伸展操或许很可笑。但对我这个不怎么爱动的人来说,它是最容易坚持下来的。虽然动作简单,但它确实能促进血液循环,让身体轻盈起来。

随着年龄增长,我们的背部和腰部会出现越来越多的小毛病。应该根据实际情况选择适合自己的运动,并逐渐调整。每天坚持运动非常重要,哪怕只是短短五分钟。

打开肩胛骨促进循环

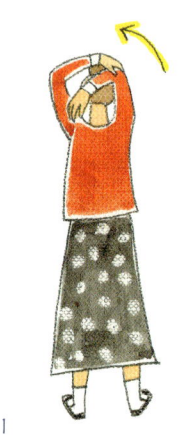
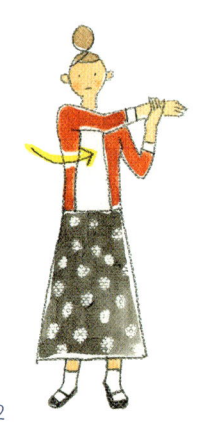
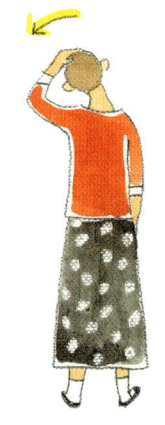

1　举起双臂,左手将右手肘拉向左侧。反方向同样操作。

2　左手握住右手腕,拉向左侧。反方向同样操作。

3　左手放在头部右侧,将头慢慢拉向左侧。反方向同样操作。

睡前放松拉伸

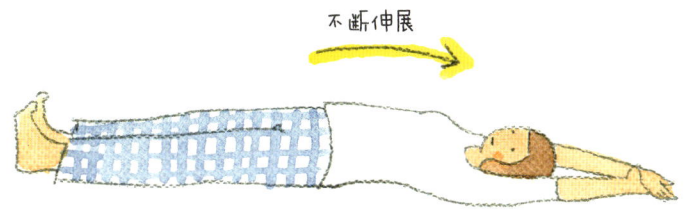

仰卧，用左手握住右手腕轻轻往上伸展。
同时双腿向下伸展。这样可以促进全身血液循环，缓解肩颈疼痛。

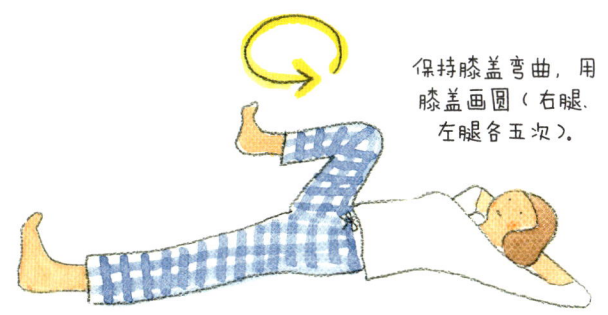

保持仰卧姿势，双手放在脑后。抬起右腿，用膝盖慢慢地画一个大圆圈。这个动作能伸展臀部和大腿后侧。另一侧也是。

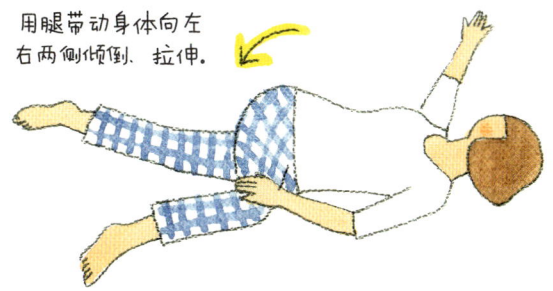

脸朝右，左手扶住右膝盖，将右腿向左侧拉伸、倾倒。另一侧也是。
腰部和背部的紧张会得到缓解，很舒服。

催泪影视剧助排毒

据说,泪水可以帮助身体排出毒素,使之分泌更多激素。

的确,哭过之后心情豁然开朗,刚才还闷闷不乐,突然就奇迹般地舒畅起来。

不愉快时,观赏一部感人至深的影视剧,痛快地哭一场,或许是一种不错的减压方式。我把自己觉得很不错的几部催泪影视剧推荐给你,希望它们也能帮你排排毒。

顺带提一句,我父亲的泪腺特别发达,无论看影视剧还是新闻都要带着纸巾。对他这样动不动就哭的人来说,泪水到底有没有排毒效果呢?

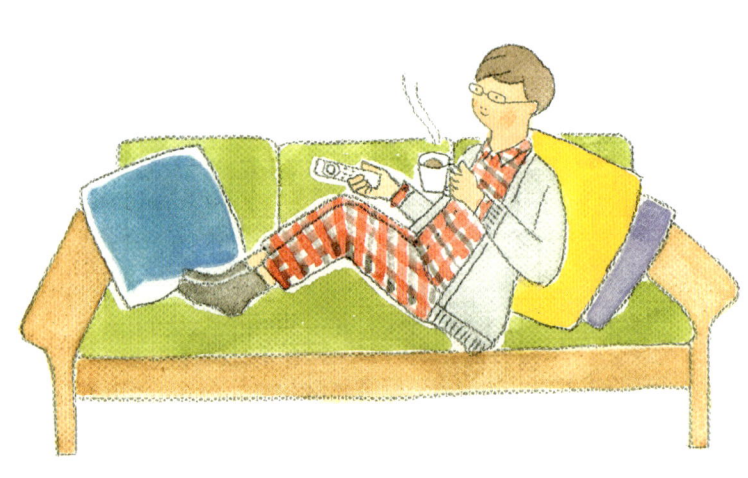

我推荐的催泪影视剧

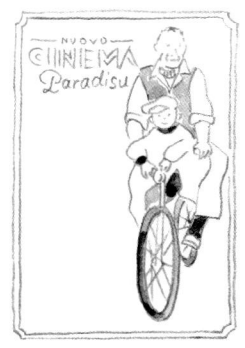

天堂电影院

众所周知的名作。无论看多少遍,最后一幕总让我泪流满面。

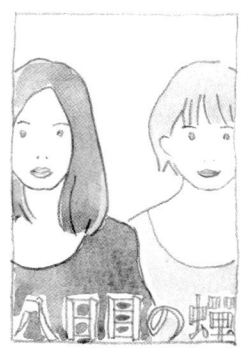

第八日的蝉

不被宽恕的过去和现在交织。一段短暂而虚幻的母女故事,充满悲伤。

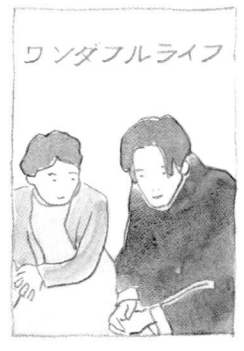

下一站,天国

这部电影让我思考,什么样的记忆值得带入天堂呢?

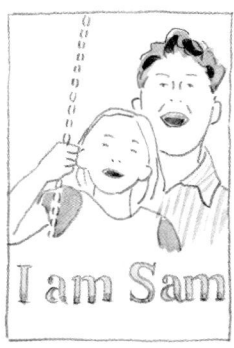

我是山姆

随着年龄的增长,孩子的纯真、勇敢会让我热泪盈眶。

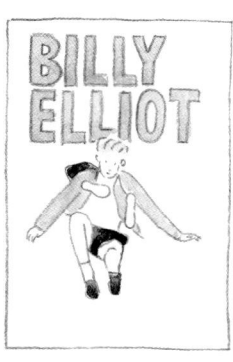

跳出我天地

感动得我潸然泪下。电影结束后,会有一种难以言喻的幸福感。

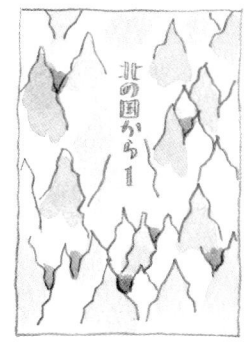

北国之恋

如果有长假,可以按顺序看完整部剧,让自己哭个够!

泡个澡,痛快地排毒吧

我的泡澡用品

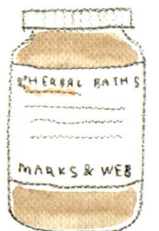

MARKS & WEB 浴盐
有机成分制成,
可以安心使用。

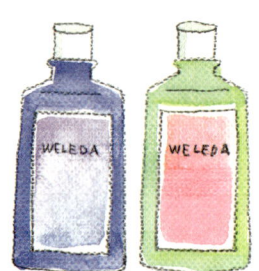

维蕾德沐浴乳
高雅的香气放松身心,
肌肤也得到了滋润。

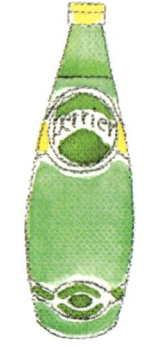

巴黎水 750 毫升
泡澡时喝完一整瓶。

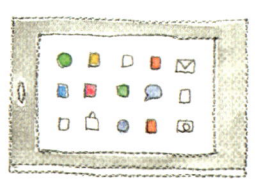

必不可少的是防水平板电脑
玩游戏、上网、看书、购物,想做什么都可以。

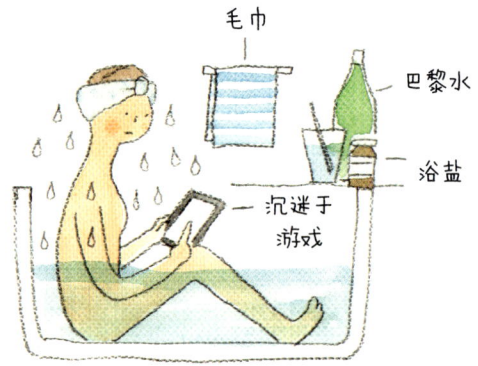

毛巾
巴黎水
浴盐
沉迷于游戏

泡澡后的身体护理

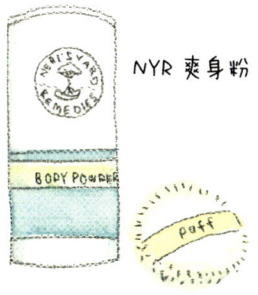

NYR 爽身粉

夏季,身上容易出汗,睡觉前扑一点爽身粉,在舒适的香气中干爽地进入梦乡。

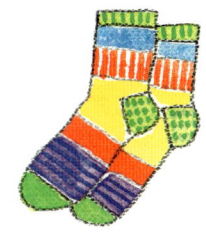

冬季,用袜子来保暖,还能缓解浮肿。

伊索润肤油

涂在干燥的皮肤上保湿,也能当按摩油抹在头发上。

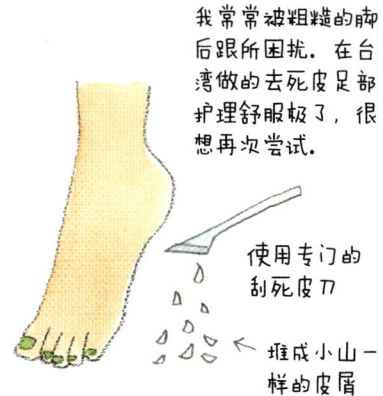

我常常被粗糙的脚后跟所困扰。在台湾做的去死皮足部护理舒服极了,很想再次尝试。

使用专门的刮死皮刀

← 堆成小山一样的皮屑

泡热水澡也能解压

有了防水平板电脑后,我习惯每天泡澡,因为可以舒服地在水里抱着平板上网、看书和玩游戏。看着从毛孔渗出的汗水,心情就很舒畅,能感受到水分正在体内循环真是太棒了。

我大部分时间都是坐着工作的。我不喜欢运动,甚至懒得爬楼梯,一天的运动量仅限于晚饭前去超市购物。被堵塞的汗腺在泡澡时恢复了通畅,我仿佛听到了它的欢呼声。

喝着最爱的巴黎水,我在加了芳香入浴剂的浴缸中可以泡一个多小时。刚开始我还觉得 37~38℃ 的水不够热,但二十分钟后,我胳膊上就冒出了无数汗珠。只要不断补充水分,就能排出更多的汗。

泡澡的注意事项

泡澡很舒服,但如果方法不正确,很可能会产生皮肤问题。我始终遵循以下三条原则:
1. 补充水分。由于泡澡会使人大量出汗,所以要好好补水。
2. 饭后三十分钟内避免泡澡。这时,消化系统正处于活跃状态,泡澡会让身体不适。
3. 不要将双臂浸入热水中。为了防止晕厥,手臂最好保持较低的温度,必须确保水位低于心脏位置,避免给心脏造成负担。

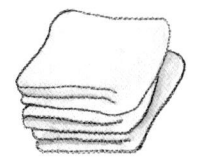 每年换一次浴巾

泡澡有很多好处,可以排毒、清除毛孔中的污垢、促进新陈代谢、缓解疲劳。对我而言,泡澡最大的好处就是有助于睡眠。

泡澡后,为了锁住水分,我会在湿润的皮肤上薄薄地涂一层润肤油。泡澡后皮肤容易变干,在五分钟内进行护肤是至关重要的。我还会在手心滴几滴精油,稍做搓揉后抹在湿发上,防止头发在泡澡后变干枯。只须抹一点点,隔天头发就会变得有光泽。

泡完澡,趁身体暖和要及时穿上袜子或护腿套,防止受凉,尤其在冬天。除了脚,还要注意肩膀和脖子的保暖。

泡完澡后用润肤油保湿

要是身体很干燥,可以涂抹几滴润肤油,保湿效果很好。我在身体、头发和脸上都会涂。

认真减肥十斤必须做的十件事

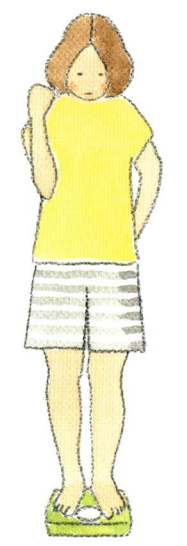

1. 每天早上称体重

了解自己的体重非常重要。

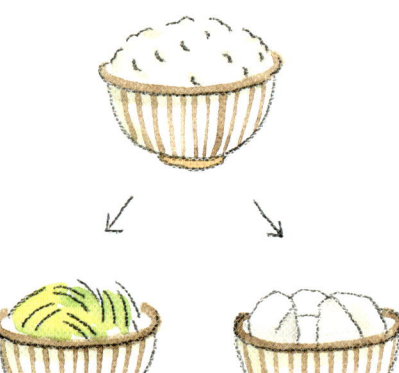

将卷心菜切成丝　　用微波炉加热豆腐

2. 将白米饭换成卷心菜或豆腐

既有饱腹感又能大大减少热量。减少碳水化合物的摄入。

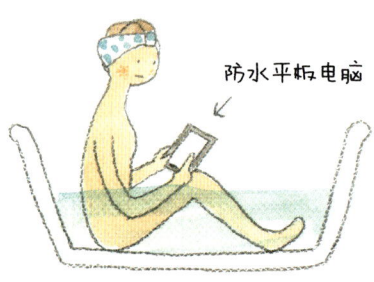

防水平板电脑

3. 每天泡澡出汗

促进血液循环，加快新陈代谢，让皮肤变好。

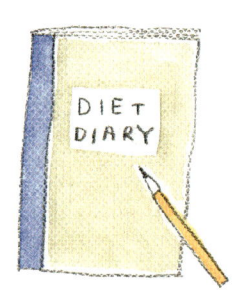

4. 写减肥日记

也叫记录式减肥法，可以增强动力。

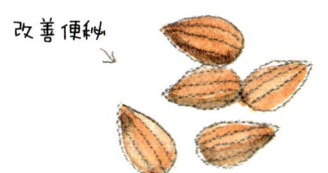

改善便秘

5. 把杏仁当点心

杏仁富含维生素E和膳食纤维，对美容有益。

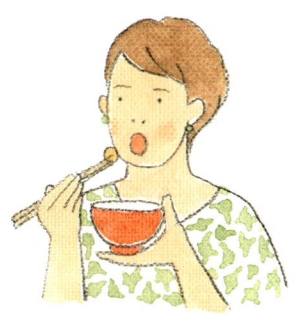

6. 一口食物嚼三十下，每次吃到八分饱，控制量

仔细嚼碎食物，不仅有饱腹感，还助消化。

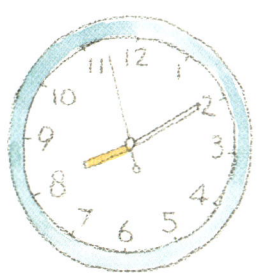

7. 晚上八点后不再进食

晚上进食会对消化系统造成负担，还容易变胖。

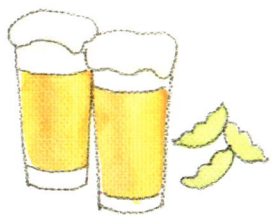

8. 仅在周末享用心爱的啤酒

避免累积压力，只在周末晚上好好地喝一杯。

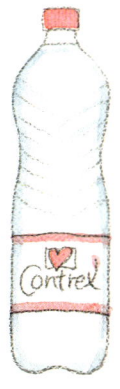

9. 大量喝水

为了排出体内毒素，必须多喝水。

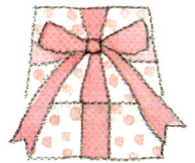

10. 减到目标体重后，奖励自己一份礼物

事先想好给自己的奖励，减肥就没那么痛苦了。

减肥日记，助我减重十斤

我在减肥这件事上坚持的最长时间是三个月。每当我决心要减肥，首先会购买大量减肥产品，从而逼迫自己进入减肥模式。比如巴黎水、康婷矿泉水、青汁、石榴醋、寒天[1]，等等。当这些减肥产品摆在眼前，我就会自律起来。

接下来，我会准备一本减肥日记。在第一页，我会列出在接下来的一个月里需要遵循的十条原则。然后从第二页起开始记录每天的体重和排便情况。我每周会记录一次上臂围、上胸围、下胸围、腰围和臀围的尺寸。通过这样的记录，我会更有动力坚持下去。

我每次都告诉自己这是最后一次减肥机会，一定要努力加油。但一

🦋 青汁、石榴醋、寒天

将青汁、豆浆和黄豆粉搅拌起来一起喝，当作早餐。往石榴醋中加入牛奶，肚子饿的时候可以当作零食。寒天是用来代替午餐的。

---

[1] 红藻破壁技术的萃取物，热量很低，容易有饱足感。

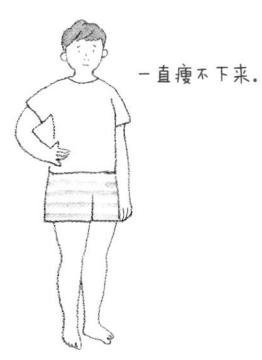
一直瘦不下来。

到体重怎么都降不下来的平台期，我就泄气了。"都努力两个星期了，连半斤都减不掉。"这时候，我的意志力就像魔鬼一样，劝我吃烤肉喝啤酒……减肥真是太难了。

我经常会关注一些和我身高差不多的减肥博主。她们的目标体重竟然只有九十斤（我大概在中学时才这么轻过）。我还会去搜身高和我一样的艺人，幻想自己能像她们一样苗条。

虽然我从未达到过理想中的体重，但我在减肥之路上一直坚持着屡败屡战。

❖ 减肥平台期

减肥平台期意味着减肥已经出现效果。据说，减肥到了一定阶段，身体会启动自我保护模式，以降低代谢来维持身体正常运转，所以这时的体重怎么都无法继续下降。但你要相信自己，坚持下去，成功瘦身的日子一定会到来！

提升女性魅力，你该这样做

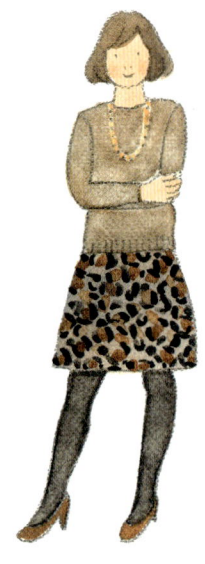

1. 穿裙子

许多人的衣柜里可能没有裙子。
请尝试穿裙子吧!

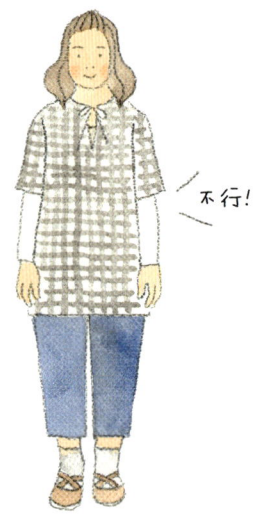

不行!

2. 别穿遮住肚子的衣服

赶紧换掉这种大妈风格的打扮!

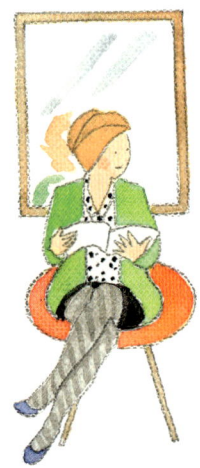

3. 经常去美容院

专业的技术和建议可以让你更加
优雅自信。

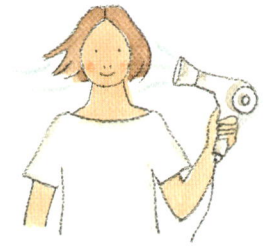

4. 睡觉前一定要吹干头发

嫌麻烦会给发质带来不少问题。

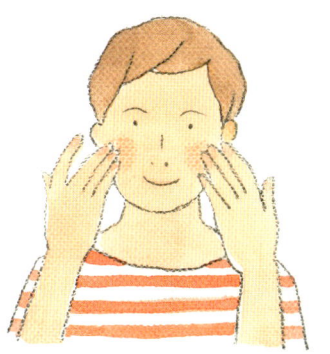

5. 认真卸妆

卸妆是护肤的基本，一定要好好对待。

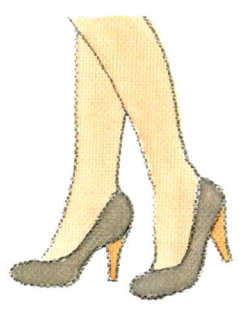

6. 穿高跟鞋

不仅能改善走路姿势，还能让你在举手投足间更具女人味。

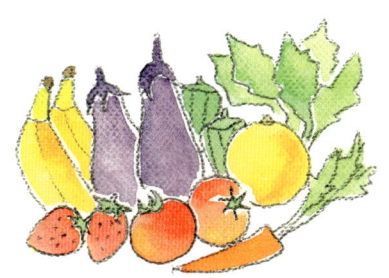

7. 多吃蔬菜水果

蔬菜水果富含人体所需的酶。

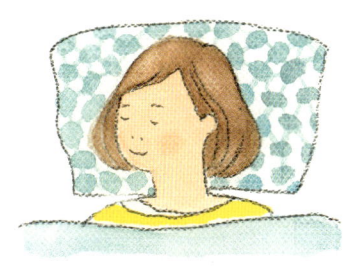

8. 好好睡觉

优质的睡眠才能养好肌肤。

是时候认真了解妇科疾病了

我在三十一岁时因子宫肌瘤接受了手术。那时,我在生理期经常痛经痛到无法站立,还伴有大量出血。去医院检查后发现,原来是两个大子宫肌瘤在作怪。这也是我一直怀不上二胎的原因,所以我决定接受手术。

身边也有不少朋友因为子宫内膜异位症、卵巢肿瘤等疾病做了手术。我不想再像三十多岁时那样频繁去医院,决心好好对待自己的身体,之后每两年就做一次全身检查。

有时我会把身体的不适归咎于情绪,或者自欺欺人地认为可能过几天就好了,但其实内心还是会不安。而当我鼓起勇气到医院接受检查时,心态会马上变得积极起来。果然,身体与心灵是联系在一起的。

 子宫肌瘤

[症状]
- 月经量过多
- 贫血
- 心悸、气短、头晕
- 便秘或尿频

据称,在三十岁到五十岁的女性中,每五个人中就有一个有子宫肌瘤。子宫肌瘤是在子宫内部形成的良性肿瘤,质地坚硬。如果肌瘤体积较小,可通过定期检查观察情况;如果体积较大,就必须进行手术或者药物治疗。可根据症状、年龄等情况进行选择。

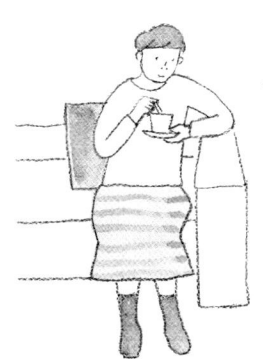

保暖很重要

另外,我即将迎来更年期。我朋友的姐姐和母亲,在更年期都有过情绪焦躁、因头晕而站不起来的经历。这就是人们说的"更年期综合征",与雌激素减少有很大关系。

事实上,我也遭遇过类似的情况。怀孕期间,我总会因为一点小事而闹情绪,据说这与胎盘雌激素突然减少有很大关系。

希望到更年期时,我能保持一颗豁达的心,不要再像怀孕时那样……但到时候究竟会如何,我也说不准呢。

更年期综合征

[症状]
- 潮热
- 多汗(潮热期间)
- 精神不振
- 烦躁、抑郁

更年期指绝经前后的五年。这段时期,女性的生活和工作可能面临各种烦恼,压力较大的人容易出现上述症状。

阳光可以解决失眠问题

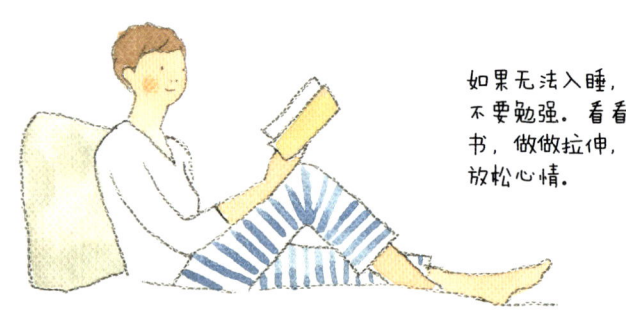

如果无法入睡，不要勉强。看看书，做做拉伸，放松心情。

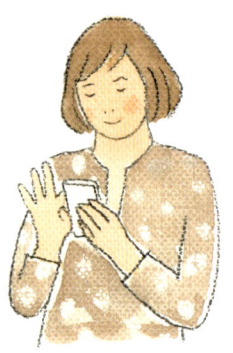

长时间盯着电视、电脑、手机不利于入睡……

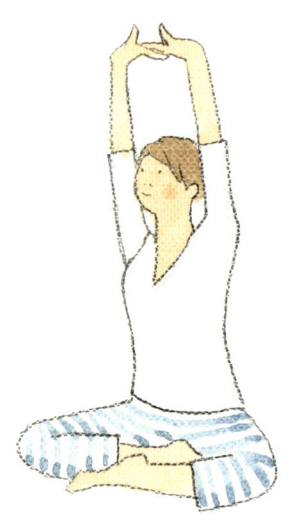

我爱用薰衣草和橘子味道的。

点上喜欢的香薰，放松身心。

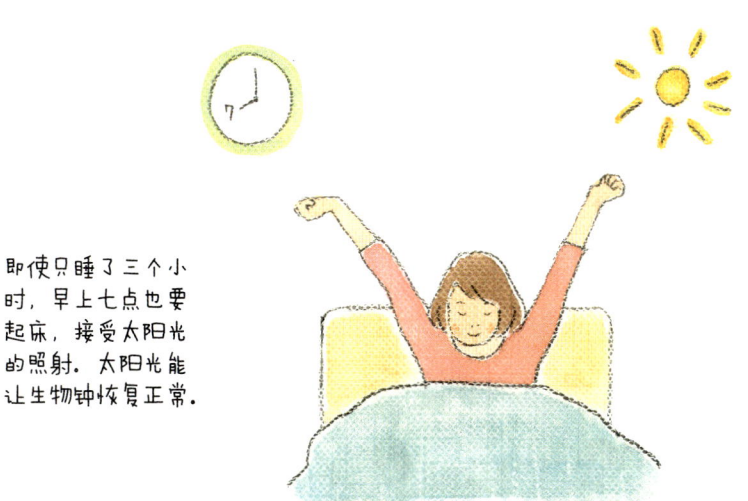

即使只睡了三个小时，早上七点也要起床，接受太阳光的照射。太阳光能让生物钟恢复正常。

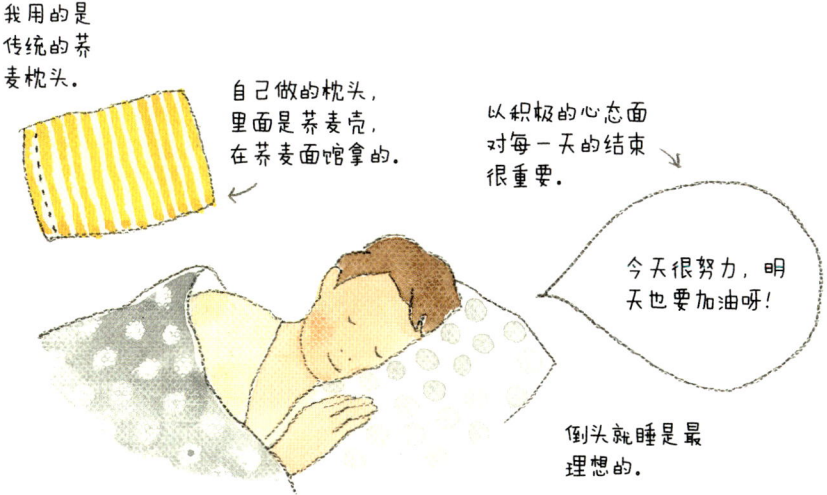

我用的是传统的荞麦枕头。

自己做的枕头，里面是荞麦壳，在荞麦面馆拿的。

以积极的心态面对每一天的结束很重要。

今天很努力，明天也要加油呀！

倒头就睡是最理想的。

与太阳为伴，迎接美好的早晨吧

本来就容易失眠的我，在三十岁之后更难入眠了，这件事让我十分苦恼。失眠的夜晚，只能带着无穷无尽的烦心事辗转到天明。由于一整天都坐着画画，晚上习惯喝点小酒，我的睡眠变得很浅。

又加上丈夫的工作不太稳定，看到他总是一副没事人的样子呼呼大睡，我心里的火就更大了。

为了克服这个问题，即使我一夜没睡，也会让自己在早上七点起床，这样可以借助早晨的阳光调整生物钟，让作息规律起来。我规定自己不管多困也要等到晚上再睡觉。

治疗失眠的另一个有效方法是不在卧室里放电视，也不在睡前看手机或平板电脑。脑科学研究显示，电子产品释放的电磁波会干扰我们的睡眠。

褪黑素，调节生物钟的睡眠激素

褪黑素是一种有助眠作用的睡眠激素。在太阳光下褪黑素会减少，到了晚上会增多。如果褪黑素在白天没有减少，到晚上就不会增加。因此，建议早晨起床后尽快晒太阳，以减少褪黑素的分泌。

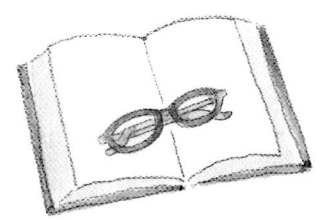

说来惭愧，
我一看书就想睡觉。

尝试了这些方法后，我的睡眠质量变好了，现在已经能一觉睡到天亮。说起来，哄婴儿睡觉不也一样吗？在开着电视的明亮房间里，不管怎么哄，孩子都是难以入睡的。而在漆黑的房间，孩子很快就能睡着。

不过，我觉得心中的烦恼才是造成失眠的最主要因素。于是我不再去想"只有我一个人最辛苦"，而是告诉自己"一切都会好起来"，用积极的心态轻松面对生活中的困难。

褪黑素的原料——被称为幸福激素的血清素

血清素是褪黑素的原料。血清素通常在白天产生，阳光照射有助于血清素的分泌。血清素也被称为幸福激素，因为它能减少焦虑并让大脑感到幸福。要增加血清素的分泌，就需要养成健康的生活习惯，例如多晒太阳、适量运动、均衡饮食、充分咀嚼食物……虽然要做到这些并不容易。

重视口腔护理

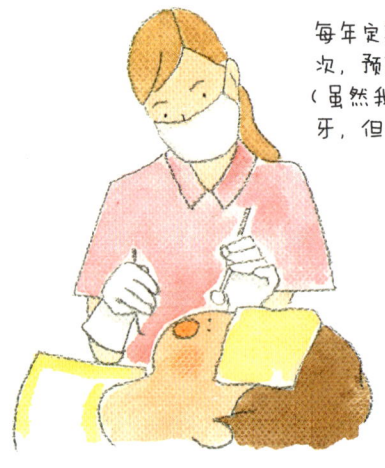

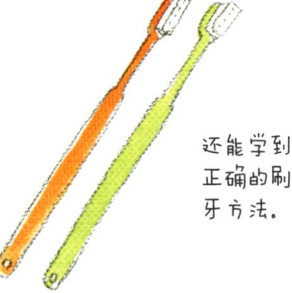

每年定期洗牙两至三次,预防牙周病和蛀牙(虽然我还是很害怕看牙,但是必须去……)。

还能学到正确的刷牙方法。

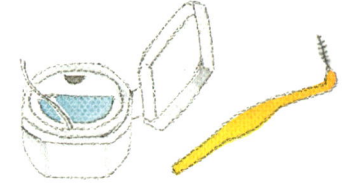

四十岁开始要更加重视牙齿护理。据说在超过三十岁的人群中,80%都患有牙周病。

漫步街头,牙科诊所随处可见,甚至让人产生"比美容院还要多"的错觉。毕竟,牙齿是那么珍贵,一旦失去就无法挽回了。

小时候,我不喜欢看牙医,现在懊悔万分。要想牙齿至少在三十年内保持健康,就必须谨慎地选择牙医。

我最近在牙科诊所接受治疗时,在显微镜里看到了令人毛骨悚然的牙周病菌,于是赶紧乖乖地服用除菌药物、使用杀菌牙膏。在那里,我还学会了使用牙线和正确的刷牙方法。

通过牙齿护理与含氟凝胶来强化牙齿

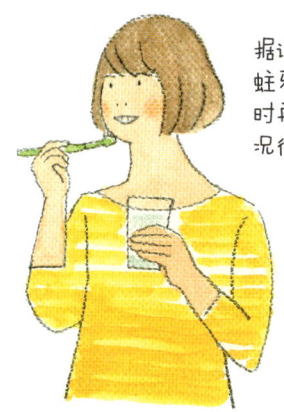

据说，治疗过的蛀牙在四十多岁时再次恶化的情况很常见。

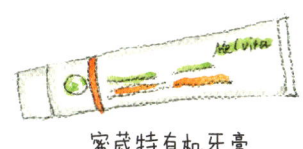

蜜葳特有机牙膏

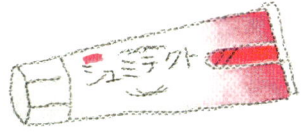

舒适达牙膏
敏感牙齿适用

为了让护理的过程更加愉快，我收集了一些好用的护理产品。

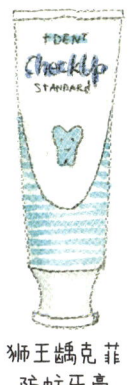

狮王龋克菲
防蛀牙膏

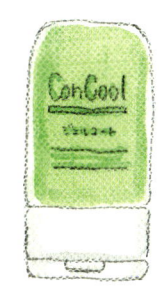

ConCool 啫喱
牙膏

经过两周的治疗，我的牙周菌几乎全消失了（虽然听说这种病菌会再产生）。之后，我购置了牙缝刷、含氟凝胶等最新的口腔护理产品，让刷牙变得更加有趣。我每天都会坚持刷三次牙。

生活札记

改变购物方式

为了不让多余的东西占据有限的空间,我会注意以下几点:

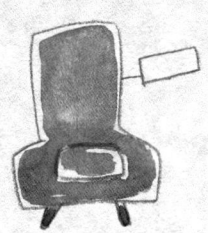

家具要选质量好的、能用一辈子的产品。

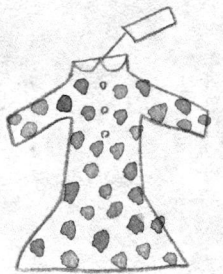

四十岁后,体形容易发生变化,不建议买太昂贵的衣服。

不囤积太多物品,只购买必需品。

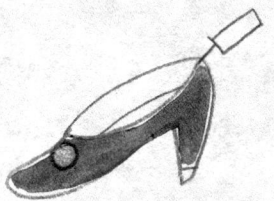

不再冲动购物(至少先考虑一周再决定)。

再也不去折扣店购物了,最后只会让衣柜越来越挤。

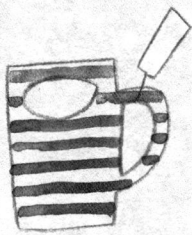

在确保有足够空间的情况下再购物。

{ 第四章 }

居家之道

如果放任不管,
家里的物品就会越来越多,空间越来越小。
为了每日都能生活得舒心自在,
一起来维护居家环境吧。

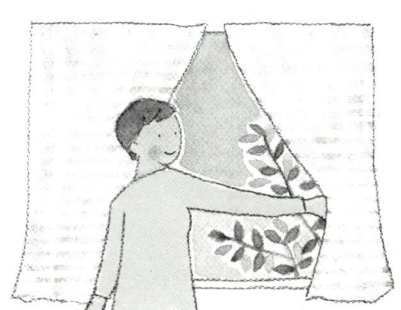

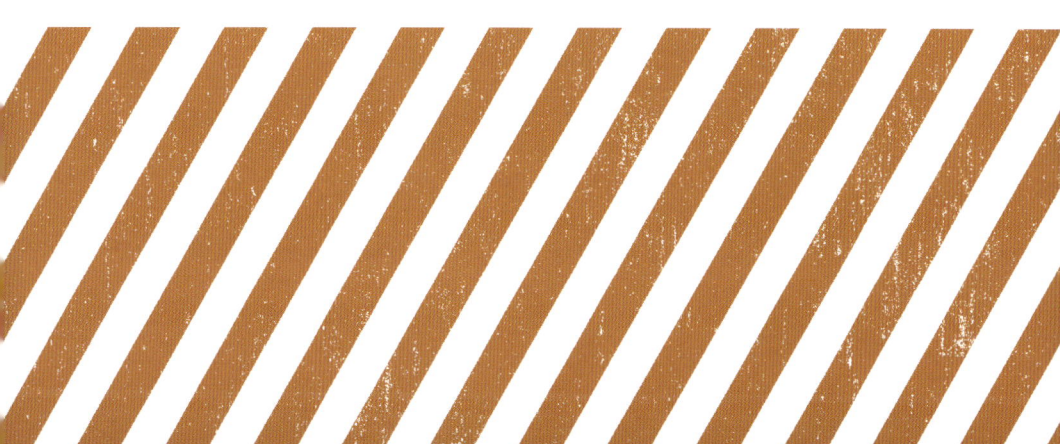

清掉杂物让家里更整洁

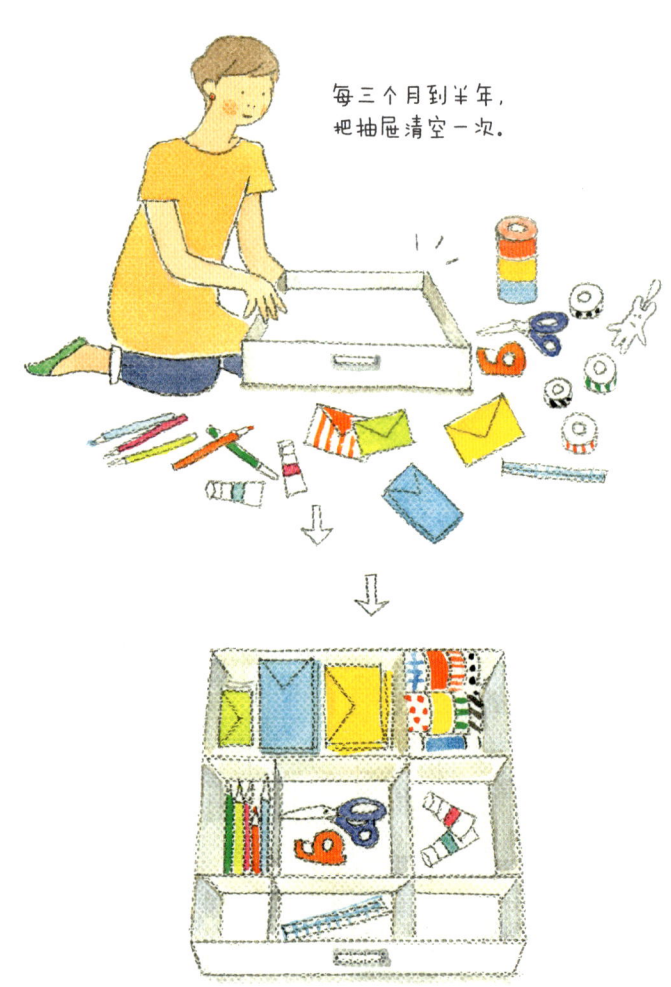

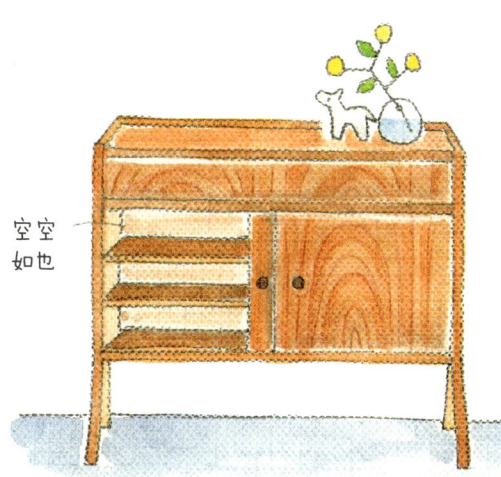

空空如也

扔掉不需要的东西，就能腾出新的空间，真开心！
"让人期待的空间"诞生了。

← 挖耳勺、指甲刀、剪刀、订书机等全家人都会用到的小东西，放在小抽屉里，十分方便。

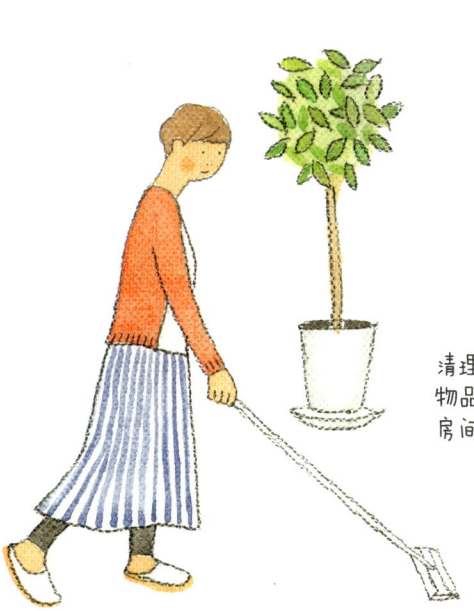

清理掉杂物，物品各归其位，房间不再凌乱。

断舍离

我经常会不定期检查抽屉里的闲置物品。零食、化妆品、厨房用具、衣物、文具……家中所有的抽屉,我都会逐一检查。

对此,我没有固定的频率,大概是每三个月到半年进行一次。我会把里面的东西都倒出来,只留下真正有用的。

抽屉里只存放必需品,不仅找东西方便,看起来也干净整洁。

然而一段时间之后,我又会把各种东西源源不断地塞进抽屉,想找东西的时候发现什么也找不到。

我经常对孩子们说,所谓整理,就是把需要的和不需要的物品分开,然后把它们放在合适的位置上。

◈ 如何辨别必需品

归根结底,需要的物品 = 每天都要用到的物品。一年内从未使用过的物品,就可以判断为不需要的,可以处理掉。此外,同一种物品最好只保留一个,以免占用过多空间。例如3个指甲刀、6把剪刀,都会让抽屉变得杂乱无章。保留最喜欢的那个,把其他的处理掉吧。

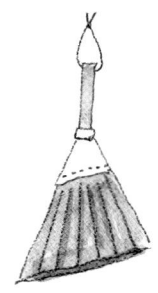

在家务活中，我最喜欢收纳整理。

    我的家人有时会把散落的物品随手放在架子上或抽屉里，他们认为只要地板上没东西，就意味着整理好了。然而这样做并没有为物品找到固定位置，所以在需要用的时候很难快速找到。

    我自己也是从小就不擅长整理，多少已经放弃对孩子的唠叨，干脆直接把他们的抽屉清理干净。

◈ 如何为物品选择合适的存放位置

每天都会使用的物品应该放在随手可以拿到的地方，而使用频率低的则可以放在角落里。但我们常常会不经意地把各种东西堆放在便于取放的区域。因此，每个月最好把这些区域检查一遍，看看有没有不常用的物品混入其中。越是常用的地方，越要保持干净整洁。

绿意盎然的客厅充满生机

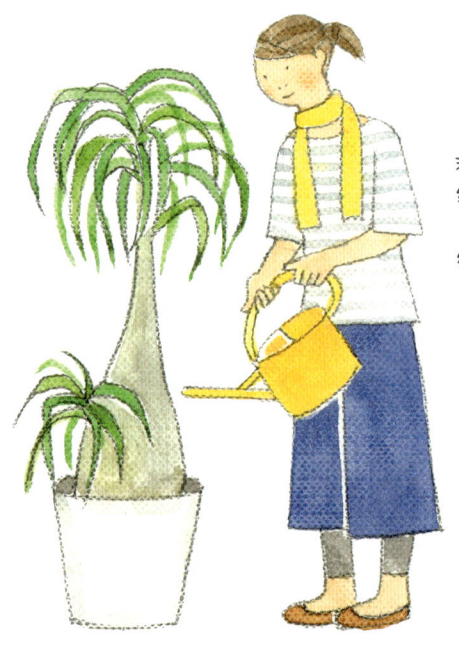

酒瓶兰是结婚纪念树。我们生活在一起已经十五年了。

酒瓶兰和油橄榄,只要放在光照充足的地方,一周浇一次水就可以了。

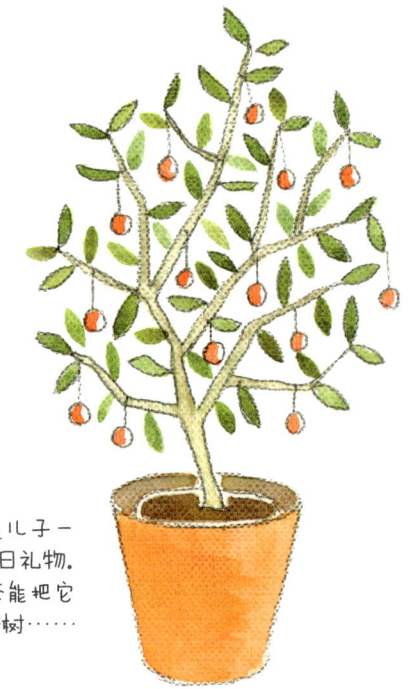

油橄榄是儿子一岁时的生日礼物。十二月时还能把它装饰成圣诞树……

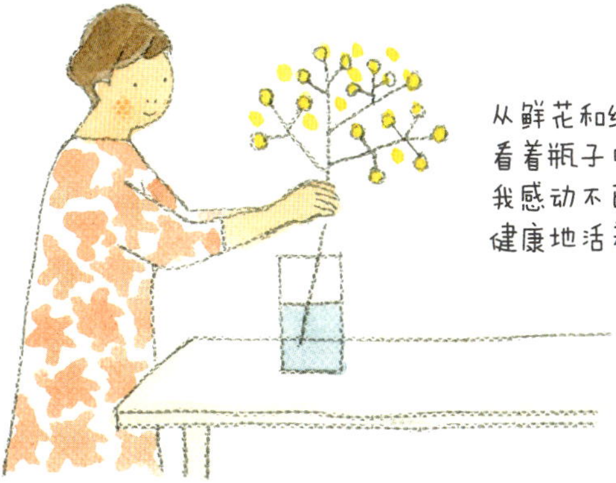

从鲜花和绿植身上获得能量。看着瓶子中的水慢慢变少，我感动不已。原来它们都在健康地活着啊！

叶子在努力地朝太阳伸展，就像在对我说："今天也要加油啊！"

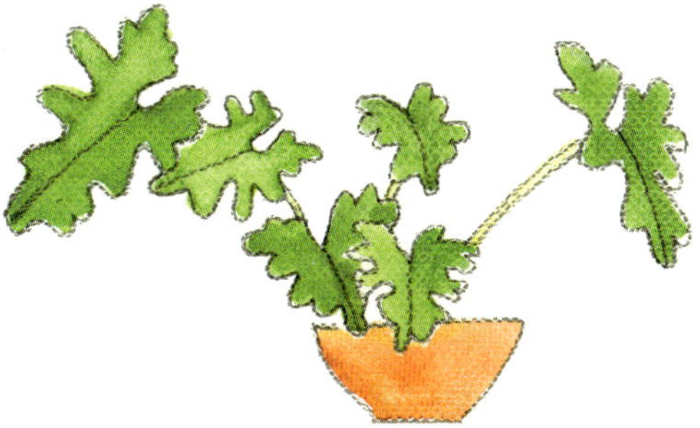

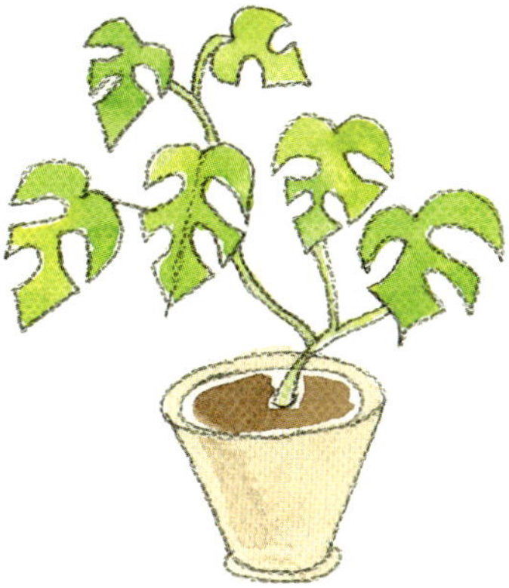

要选择叶片较厚的植物，就算偶尔疏忽照料，它们也能活得很健康。

疲倦时，让植物为你打气

在本以为枯萎的树枝上发现了嫩绿的新芽，或看到花骨朵绽放，我的心情就会雀跃不已。每天早上，我一边为植物浇水，一边从它们身上汲取能量。只要看到这些绿色的小家伙正努力向太阳伸展，我低落的心情就会振作起来。

过了四十岁，我意识到身体正逐渐失去制造新细胞的能力，晒伤的皮肤很难恢复，斑点不断增加，心里不免有些沮丧。但看到努力生长的植物，我又会重新燃起对生活的热情。

不管在散步途中还是在旅行途中，我总不由自主地伸手去摸大树的树干，希望获得力量。

我会将客厅里的盆栽移到阳光最充足的地方，也会随着日照变化调

🍀 在网店购买与众不同的植物

我喜欢特别一点的植物，因此经常从网店购买。比如"金鱼叶椿"，它的叶子是金鱼形状的，很可爱，夏天还可以代替筷子托。还有很难在实体店里买到的"箭叶橙树"，带有清新香气的叶片是亚洲料理中必不可少的调味料。我准备用它来制作在老挝吃过的美味佳肴"拉帕"[①]。

[①] 老挝人平时喜爱吃的一种肉末凉拌菜，一般用牛肉、瘦猪肉、鸡肉或鱼肉剁碎成肉末，再拌上辣椒、姜丝、葱花、蒜末、柠檬汁、香茅草等配料。

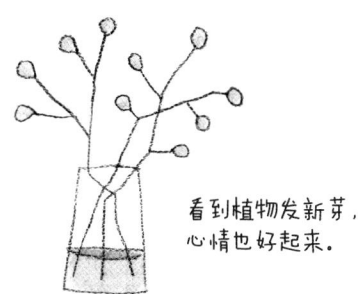

看到植物发新芽，心情也好起来。

整它们的摆放位置。为它们擦拭叶片时，我心中总是充满爱意。自从有了这些绿色植物，房间里的空气一下子得到了净化，我的心情也变得轻松起来。它们已经成了家里不可或缺的一分子。

我比较懒，所以更喜欢顽强的植物。因为即便没时间照顾它们，它们也依然长得很好。在我家客厅，有一棵15岁的酒瓶兰，是母亲在我结婚纪念日送的。另外还有一棵9岁的油橄榄，是儿子1岁生日时我弟弟和弟妹送的。

这两株植物，哪怕一个星期不浇水也没问题。它们长年陪在我身边，已经和家人一样了。

防止观叶植物枯萎的诀窍

- 不要把植物放在空调直吹的地方。
- 托盘要保持干燥，否则根部会腐烂。
- 为了让植物根部吸饱水分，每次都要浇足水。
- 观叶植物怕冷，冬天不要把它们放在室外。

{ 做饭偶尔偷个懒，享受从容的家务时光 }

巧用预制肉酱

我跟一位主妇朋友学到了如何制作冷冻肉酱。周末准备好，平时就可以轻松做出让人垂涎的晚餐。制作方法非常简单，将混合肉糜、番茄罐头、切碎的洋葱、大蒜和月桂叶一起炒熟慢炖即可。做好后冷却，分成小份放入冰箱保存。

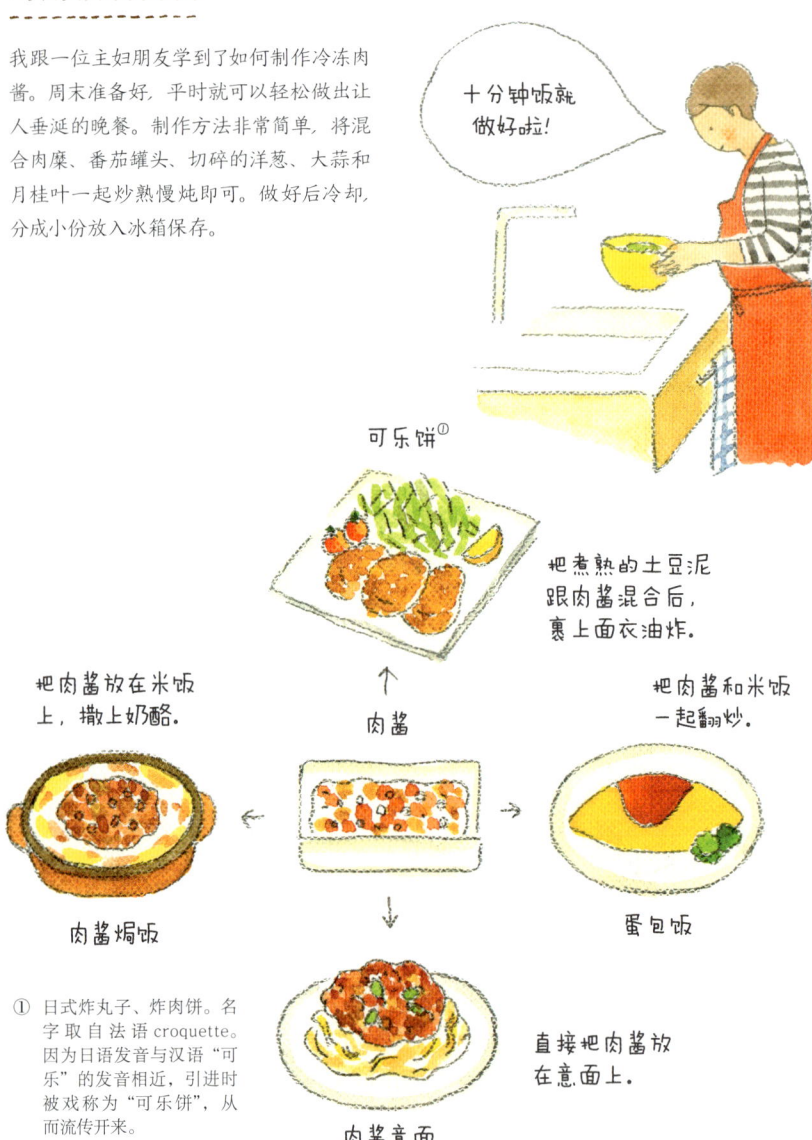

十分钟饭就做好啦！

可乐饼①

把煮熟的土豆泥跟肉酱混合后，裹上面衣油炸。

把肉酱放在米饭上，撒上奶酪。

肉酱

把肉酱和米饭一起翻炒。

肉酱焗饭

蛋包饭

① 日式炸丸子、炸肉饼。名字取自法语 croquette。因为日语发音与汉语"可乐"的发音相近，引进时被戏称为"可乐饼"，从而流传开来。

直接把肉酱放在意面上。

肉酱意面

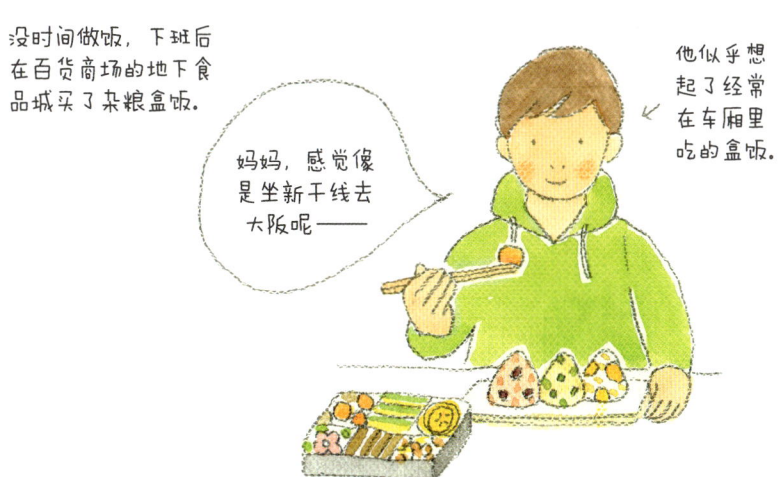

我家冰箱里的常备食品

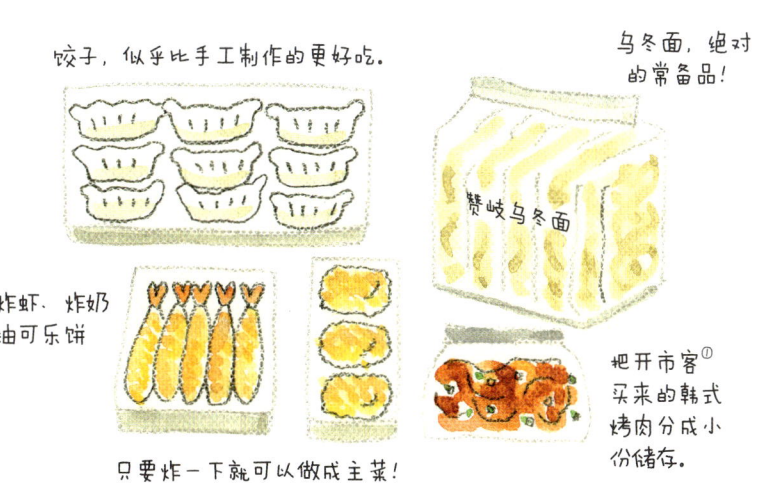

① 著名的连锁零售型、会员制仓储式量贩店,总部设在美国。

享受偷懒，做一个怡然自得的女子吧

我每天都要为家人做饭。做饭前要去超市买菜，吃完饭收拾碗筷，除此之外还要洗一家人的衣服和整理房间……家务活永无止境。

成为家庭主妇后，我才深刻地体会到"只要活着，每天的家务就没完没了"这句话。

尽管我明白，琐碎的日常也蕴藏着幸福，但如果每周不出去吃一次饭（不，也许是两次或三次），或者去地下食品城购买熟食和冷冻食品，我就会感到疲惫。偶尔享受小小的奢侈，品尝平时吃不到的食物，也不失为一种乐趣。

有一天，我问身边的一位主妇朋友"不想做饭的时候怎么办"，她的回答让我茅塞顿开。与我这种只会购买熟食的人不同，她会提前制作好可

◈ 地下食品城的"懒人菜肴"

从地下食品城把熟食买回家后，建议不要直接端上桌，而是先摆到自己家的盘子里。
- Maisen 炸猪排——有了它，只需要切点卷心菜，煮点饭就行了。
- Nadaman 的熟食——装在盘子里就像怀石料理一样好看。
- RF1 和柿安餐厅的熟食——造型精美、种类繁多，建议可以少量品尝多道菜肴。
- 蓬莱的糖醋丸子——只需要把家里的蔬菜炒一下，和丸子混在一起，就能做出一道美味大餐。

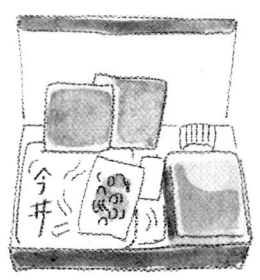

"道顿堀今井"的狐狸乌冬面①，在地下食品城就能买到，很好吃。

以配在各种菜肴里的万能料理，冷冻起来备用。例如：预制的叉烧可以用来做盖饭或炒饭；肉酱不仅能用来做意面，还能做蛋包饭。我立刻学以致用，制作了肉酱，并让它变身为可乐饼和焗饭。我仿佛一下子成了万能主妇，心中充满了成就感。

步入四十岁，面临更年期，千万不能让自己陷入"只有我最辛苦"的情绪里。因为一旦这样想，就会对身边的人产生不满。如果母亲开始攻击丈夫和孩子，家里的氛围就会变得十分糟糕。

为了避免这一点，我要时不时地放松自己，做一个能享受偷懒又怡然自得的母亲。

🍚 太忙的时候不妨尝试懒人盖饭

- 葱花金枪鱼盖饭——只要在超市买来的金枪鱼片上拌上葱花就可以了，最好再配上一碗味噌汤。
- 鳗鱼盖饭——将超市买来的鳗鱼放在烤箱中烤熟，然后放在加了腌黄瓜的白饭上，一碗美味的鳗鱼盖饭就做好了，再配上一碗日式清汤。
- 肉松盖饭——在米饭上铺上炒鸡蛋、韩式拌菠菜和肉松。

① 油豆腐乌冬面。在日本代表农耕和商业兴荣的神叫稻荷神，据说稻荷神的侍者是狐狸，而狐狸很喜欢吃油豆腐。所以在日本，人们把有油豆腐的料理都称为"狐狸"。

{ 为家通风 }

清晨，让新鲜的空气进入家中，总觉得好运气也跟着进来了，心情很好。

为了让好运到来，我经常打扫卫生。因为乱七八糟的房间很难让空气流通。

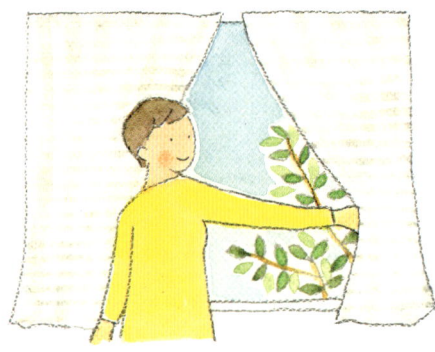

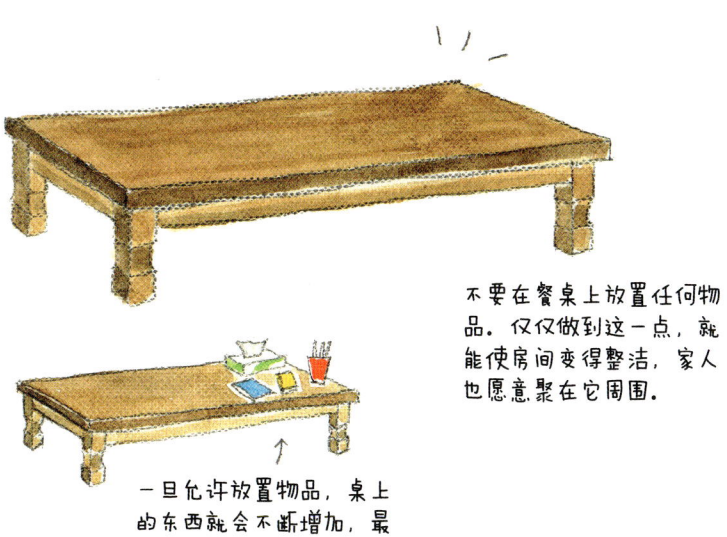

不要在餐桌上放置任何物品。仅仅做到这一点，就能使房间变得整洁，家人也愿意聚在它周围。

一旦允许放置物品，桌上的东西就会不断增加，最终变得杂乱。

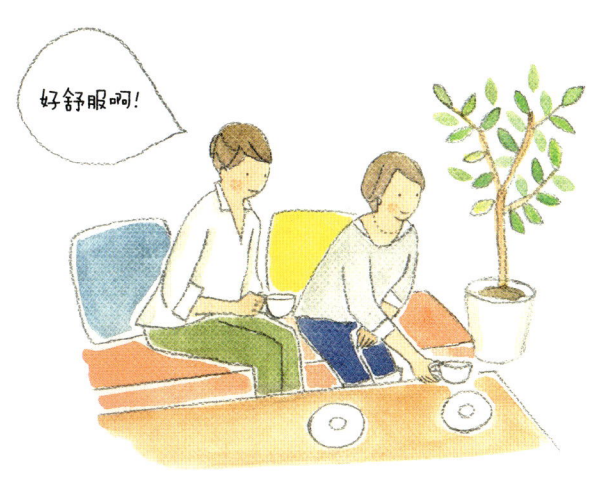

好舒服啊！

听到来访的朋友说"非常干净""感觉很舒服"时，我就很开心。

充满阳光和空气流通的家会给人带来好运

为了打造一个通风良好的家,及时清除不需要的物品非常重要。早上起来一定要打开所有窗户通风。如果某个房间不通风,废气就会积聚。空气清新了,打扫房间的欲望也会油然而生。

房间太乱不利于空气流通,因此我尽可能保持房间整洁,不乱放东西,尤其在通风口处。

另外,除了必要物品,我不会在桌子和架子上放置其他东西,避免开窗时纸屑乱飞,影响室内整洁。但说实话,我忙起来的时候,也会不自觉把画材和废纸堆在桌上……

◈ 让空气流通的方法

·确保在有阳光照射的时段打开窗。打开两扇以上的窗户,让空气顺畅流通。
·通风完毕后,点上喜欢的香薰,感受慢慢扩散的香气。

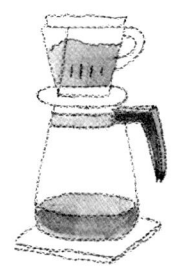

家里干净了,就想好好静下心来冲一壶香浓的咖啡。

在整洁且光线良好的房间工作,效率会大大提升。要是你家里的采光不足,可以将窗帘或地毯换成明亮色调的。

家里干净,人就会感到放松,与孩子的谈话也会愉快起来。因此,为了家庭和睦,保持房间的整洁是非常重要的。

充满阳光和空气流通的家会给人带来好运,也会让家居生活更舒适。当来访的朋友称赞家里很舒服时,我就会很开心。

◈ 打造温馨客厅的方法

· 不在桌子上乱放物品。
· 相比其他房间,客厅更要好好收拾。
· 孩子喜欢看电视和电影,在客厅摆放电视和投影仪可以把家人聚在一起。

珍惜居住的社区

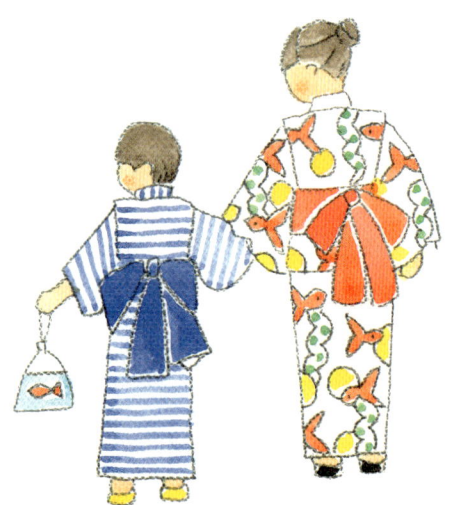

带孩子参加社区节日庆典,深刻感受到自己在这里扎根。

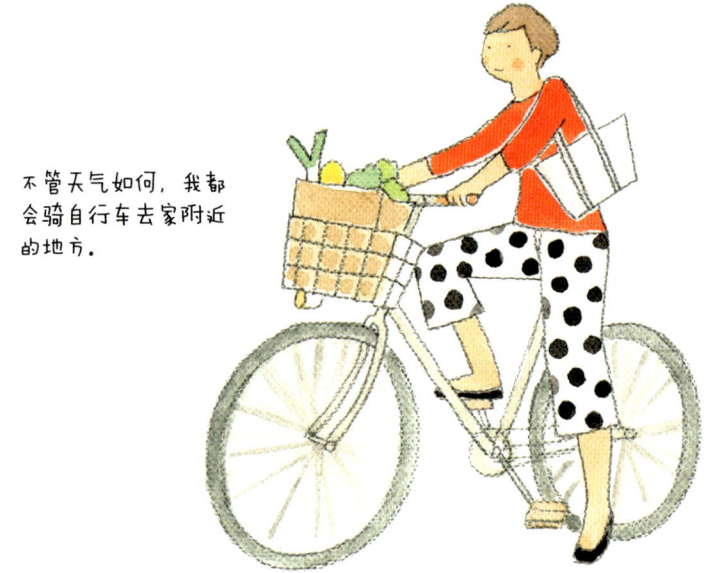

不管天气如何,我都会骑自行车去家附近的地方。

在超市或路上经常遇到同社区的朋友,随之就闲聊起来。这是住得近的朋友才能体会到的幸福感。

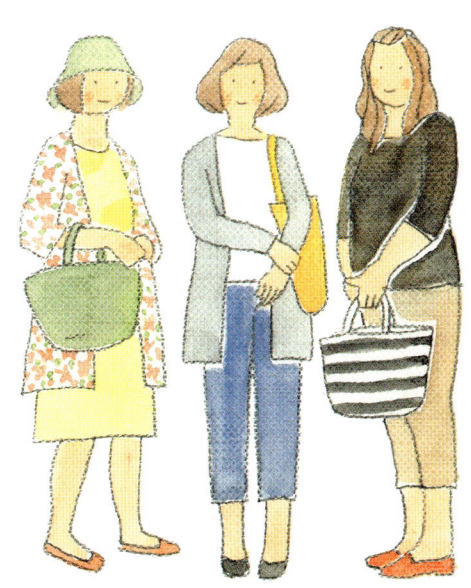

在经常光顾的商店里,跟店员成了熟人。这样的社区让我心安。

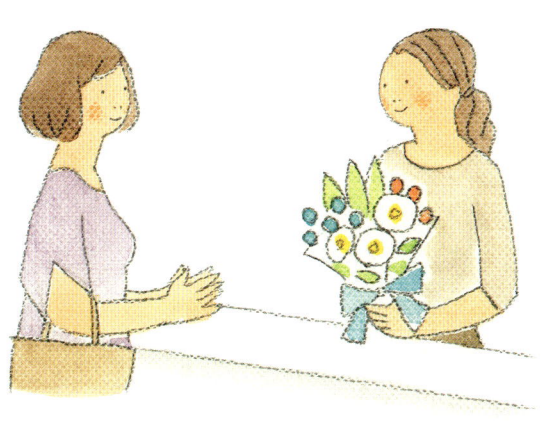

扎根社区，享受生活的乐趣

孩子还小的时候，我经常想：以后是去自然资源丰富的乡村生活呢，还是继续留在城市？对此我一直感到迷茫。等长女上了小学，我发现自己已经离不开现在居住的地方了。结果，不知不觉，我们在东京的世田谷区①一住就是十五年。

这十五年间，我养育了两个孩子。在超市里遇到朋友，随之聊一会儿天是常有的事。就算没遇到，也能看见一两个脸熟的人，整条街区都让我感到心安。

我刚到东京开始独自生活时，一直觉得大阪才是故乡。然而，最近我才意识到，世田谷区早已成了我真正的家。

◈ 适应居住地的诀窍

我经常查看社区报，里面有很多有用的信息。例如，市民农园②、市民讲座及课程、节日庆典和跳蚤市场的时间安排。我会仔细阅读这些信息并充分利用它们，把生活过得多彩多姿。

---

① 日本东京都辖下的一个特别区。
② 由政府规划出来专门租借给城市居民的菜园，人们可以在那儿体验种菜的乐趣。

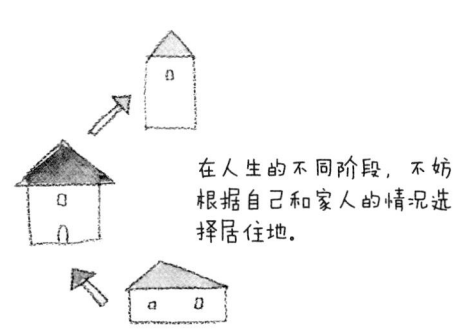

在人生的不同阶段，不妨根据自己和家人的情况选择居住地。

当长女进入中学，需要自己的独立空间时，我不得不考虑搬家。找新房的过程中，我发现自己对这个社区产生了依恋。

这里并不是我的出生地，我也没有在这儿买房子。我本以为可以自由地搬到其他任何地方，但其实我已经离不开它了。每天步行去购物、与朋友共进晚餐、骑车观赏烟花……这些只有在这个社区才能体验的事情，给了我扎根的感觉。年轻时觉得自由自在很重要，而现在一切都不一样了。

等孩子长大离开家之后，我的居住地可能又会改变。在那之前，我要好好珍惜这里的生活。

舒适居所

一个让人想长期居住的舒适居所，我认为应该有：
- 充足的阳光
- 孩子们的欢声笑语
- 绿色的自然景观
- 图书馆、超市等生活设施

白天独自一人在家时，我会坐在充满阳光的房间里喝茶。听着远处传来孩子们的笑声，心里洋溢着幸福。

生活札记
元气女子保持美丽必须做的事
再怎么忙也要坚持的美容秘方。

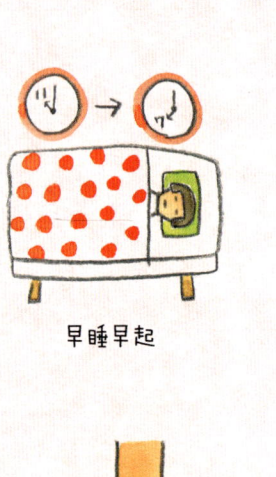
早睡早起

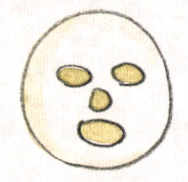
每隔三天敷一次面膜

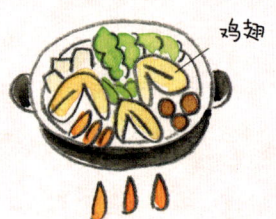
鸡翅
吃胶原蛋白美颜锅

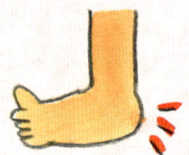
护理脚后跟

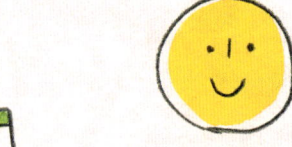
笑着度过每一天

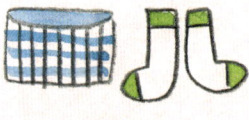
利用护腰带和袜子防寒

{ 第五章 }

维护人际关系

朋友、家人、自己……
随着年龄增长,人际关系也随之变化。
我想成为一个懂得感恩并能带给别人正能量的人。

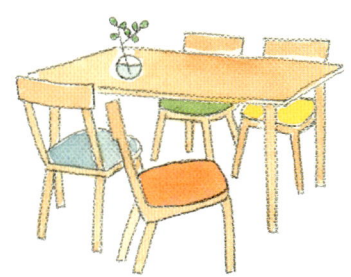

不同的朋友

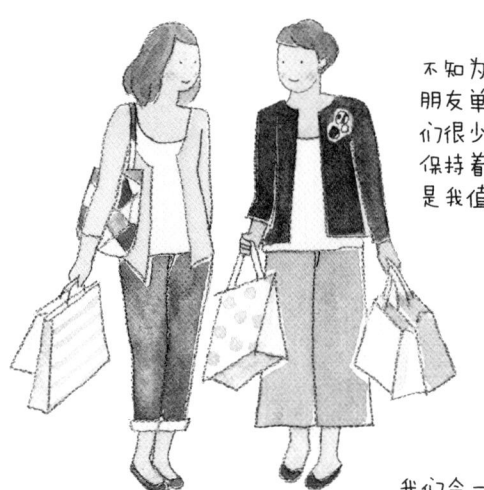

不知为何,我学生时代的朋友单身比例挺高的。我们很少黏在一起,彼此间保持着轻松的关系。她们是我值得信赖的人。

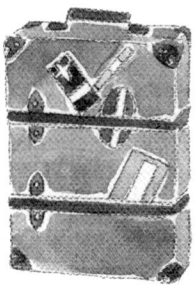

我们会一起去海外旅行。就算不说话也不尴尬,大家一起玩得很开心。

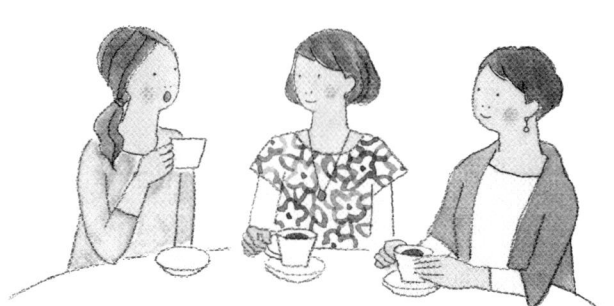

跟生活习惯相似的妈妈友,通常在家附近见面,不需要坐电车。主要通过午餐或酒会来增强彼此的感情。

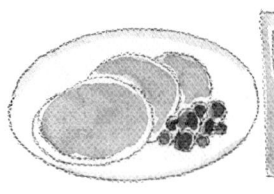
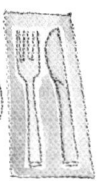

朋友间的适当距离

我有两个从学生时代开始一直保持到现在的朋友,虽然住得很远,没法经常见面,但因为对彼此很了解,所以感到心安。老朋友是我无比重要的精神支柱。

平时经常见面聊天的,主要是空当时间一致的妈妈友。和学生时代的朋友不同,我们不怎么说自己的事,但孩子的事情却能说上几个小时,这让我乐在其中。真不敢想象没有妈妈友陪伴的育儿生活。

不过,这种亲密关系是以孩子为基础而形成的,一旦关系过于密切,矛盾就很容易产生,因此需要有意识地保持适当距离。

不过,我也有往来超过十年以上的妈妈友。随着孩子长大独立,我和她们之间的话题越来越广泛,不知不觉就从妈妈友变成了真正的朋友。

漫漫人生中,我们会遇见新的人,也会与旧的人告别,这是一个不断循环的过程。我不会因为已经有相识相知的朋友就不想再认识新的朋友,因为我相信接纳新的缘分能够指引我前行。随着年龄增长,新的相遇会变得越来越少,所以我想把每一次相遇都看成重要的缘分。

积极看待社交媒体

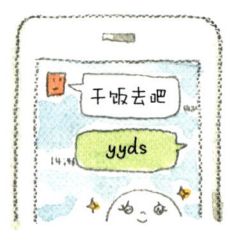

可能是因为年龄见长,在用Line或其他聊天软件时,还是不太好意思使用网络语言……

如今,出门要是不带智能手机或平板电脑,就会浑身难受……

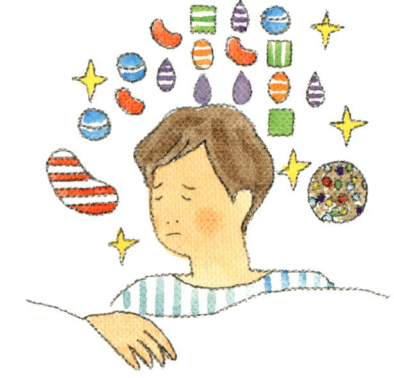

在梦里居然也在打手机游戏。我感觉不太对劲,于是卸载了游戏……

  我向一些同龄朋友推荐了 Line 和 Facebook,但有相当一部分人不愿意用。他们觉得社交媒体用起来很麻烦。

  确实,当我向某些妈妈友发送添加好友请求后,发现有人把个人动态设置为部分人可见,还特意强调不要公开讨论我所看到的内容。看来,社交媒体上的人际关系确实有点复杂。

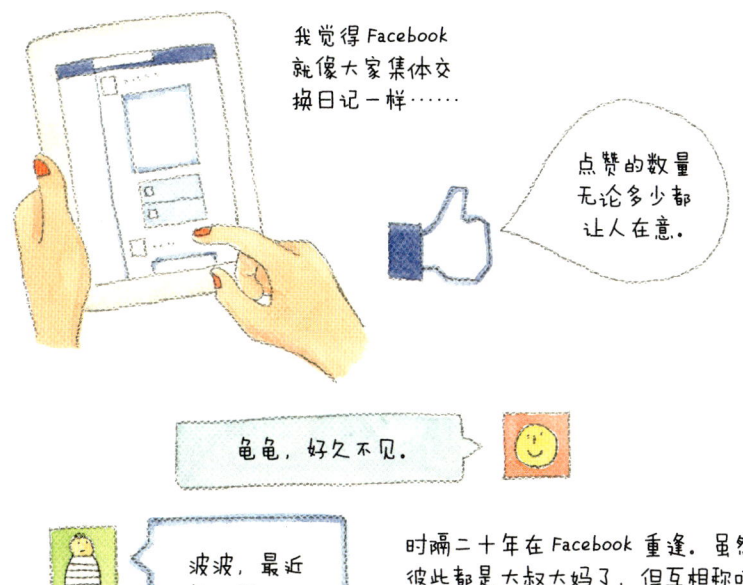

　　不过，社交媒体也有它美好的一面。大学毕业后就再也没有联络的同学，现在竟然通过 Facebook 重聚了。有时当我看到在异乡奋斗的他们，几乎要兴奋得落泪。而且，我惊喜地发现，他们如今的职业跟当初学的专业截然不同，有人是有机农业专家，有人是电影导演，还有人是时装设计师。

　　社交媒体还教会我一个道理，就是要保持平常心。点赞多少、是否被评论都不要太在意，也不要因为别人给我点赞就非得回赞不可。

　　另外，尽量不发布针对特定人群的个人动态，避免引起麻烦。我现在比较注意把握发动态的度，让朋友们轻松看看就好。

重新看待亲子关系

前几天一个朋友告诉我,她最近特别珍惜和女儿在一起的时间,她女儿现在正读高二。的确,孩子高中毕业后可能会离开家,开始自己的人生。意识到这一点时,我突然觉得以前并没有特别在意的亲子时光变得宝贵起来。

不过,在我印象中,这位朋友在不久前还感叹"育儿太忙,连私人时间都没有了",现在居然要面临孩子离巢的问题,时间过得真快啊。虽然亲子关系是永恒的,但育儿期却转瞬即逝。

我家也是如此,在孩子们进入小学前的六年,我是最被他们需要的。那些日子,我总是陪伴在他们身边,连走路都牵着他们的手。但最近,当我试图牵九岁儿子的手时,很快就被他甩开了。他说:"如果被朋友看到,

---

◈ 亲子之间的距离很难把握

在孩子成长的过程中,有些事情要由父母来言传身教,有些事情则必须由孩子亲身体会,所以记得把握好度(我不知不觉就干预过多)。我经常告诫女儿:"要认真对待每一件事。"但我身上的缺点也很多,不会赞美别人,也很少道歉。

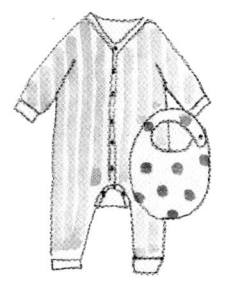

现在回想起来,
婴儿期真的很短。

会很难为情的。"原来,他已经到了会害羞的年纪了。虽然有些失落,但对我来说,认识到这一点是非常重要的。打着为孩子好的旗号,凡事都要插嘴插手,反而会破坏孩子独立自主的能力。

而我十四岁的女儿呢,她正处于青春期,经常打扮得漂漂亮亮和朋友们去原宿①拍大头贴;也会尝试冒险,骑自行车去东京塔,尽情享受着每一天。

虽然我非常理解女儿快乐的心情,但总忍不住唠叨她,说她太过沉迷社交媒体而没有专注学习。想想看,女儿在三年后就要升读高二了,我是否也要像文章开头提到的母亲一样,去珍惜这接近尾声的育儿时光呢?

◈ 孩子离开后我想做的事

目前,我大部分的人际关系都围绕着孩子。一旦孩子有一天离开,我肯定会变得相当寂寞。我想,或许可以通过学习新事物和做志愿者来结交新的朋友。

---

① 日本东京都涩谷区的一个街区,是日本著名的"年轻人之街"。

偶尔也要维护夫妻关系

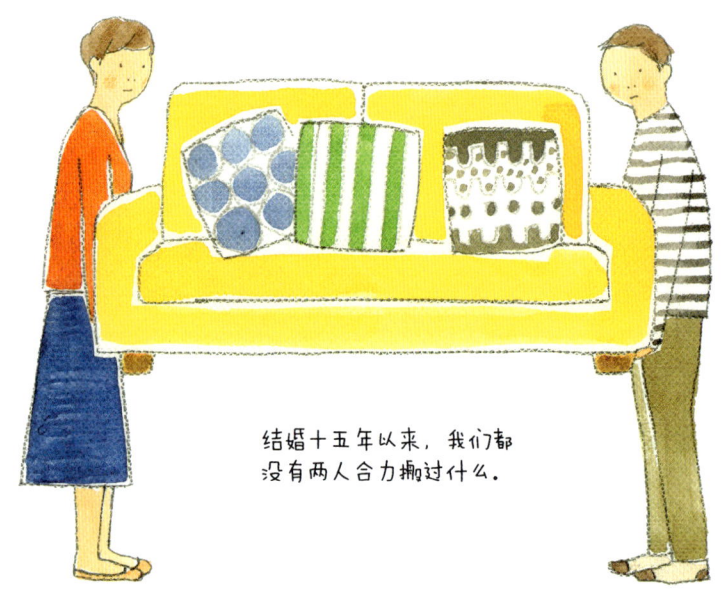

结婚十五年以来,我们都没有两人合力搬过什么。

我和丈夫结婚十五年,跨过高山,越过低谷,遇到过各种各样的事,我们之间的关系也发生了很多变化。

我二十六岁结婚,在随后的十年里,丈夫一边做家庭主夫一边追求他的音乐梦想。那时,我、丈夫和孩子天天都在家里,由我画画养家,那段日子如沐阳光,温暖又幸福。

但是,当我们第二个孩子到了三岁,来年春天就要入读幼儿园时,我开始感到巨大的压力。"这样下去不行!"我不断催促丈夫,要求他在儿子进入幼儿园之前找到工作。于是,他在三十七岁时第一次开始求职。

那段时间对丈夫来说应该很难吧,但他拼尽全力,奇迹般地在承诺期限前找到了一份工作。

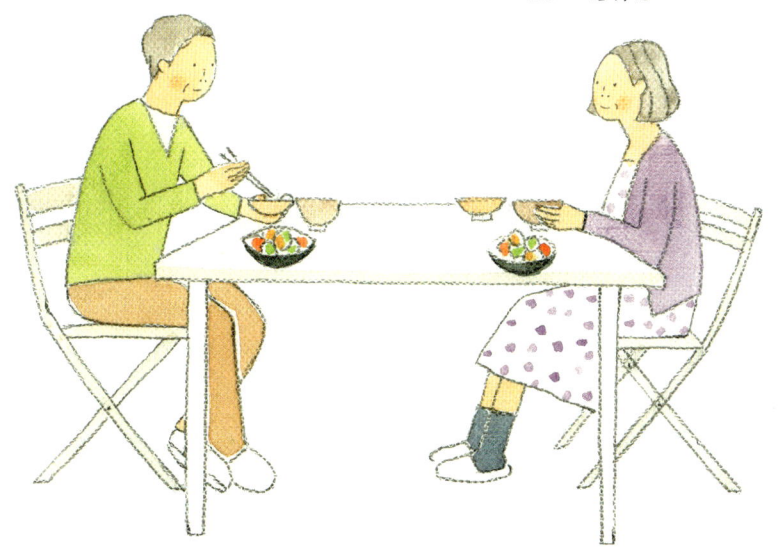

  而我,也开始了家庭主妇的生涯:第一次用洗衣机,第一次洗碗……

  从三十七岁开始的五年间,我最大的变化就是认识到了生活的现实。孩子的教育经费,我们俩的工作,还有身体状况等问题,于我而言都是巨大的挑战。这些挑战冲淡了爱情,但拉近了一家人的关系。现在,我们全家四个人相互支持、互补不足、共同前行。

  我有个朋友,他们夫妻二人都喜欢打高尔夫球,所以常常可以享受两人世界。而我和丈夫最多只是一起去超市买菜和洗碗……希望未来我们俩也能找到一些共同的爱好吧。

需要"三分钟热度"来学习新事物

不管在什么年纪,都要有尝试新事物的勇气。随着年龄增长,能谦虚地请教别人,心情其实是很舒畅的。

然而,我经常为自己学东西只有三分钟热度而感到懊恼。比如我学习铜版画、型染①和木版画时,都因为离家太远或没有其他同学一起等原因而放弃了。不过我以后还会再次尝试的。

我唯一坚持下去的课是浴口工坊的手工课。在课上,我学习了如何用纸和布制作与日本传统节日相关的手工艺品。我还拜访了八十多岁的浴口国男老师,一边跟他聊天,一边学习手工艺,非常有趣。我暗自向往,等我八十岁时,也可以在家开设这样的课。

深受女性欢迎的技艺

- 芭蕾舞
- 书法、钢笔字
- 钢琴、吉他等乐器
- 陶艺
- 瑜伽
- 料理、面包、点心
- 和服着装

以随遇而安的心态敲开新技艺之门,即使只有三分钟热度也没关系。

① 一种日本传统民间印染工艺,用刻有花纹图案的纸板模具在纺织物上印出理想的图案。

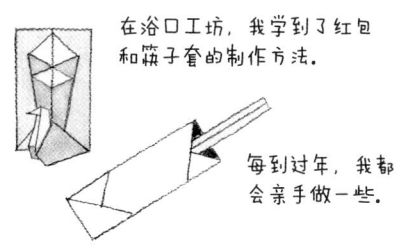

在浴口工坊，我学到了红包和筷子套的制作方法。

每到过年，我都会亲手做一些。

学习烹饪和点心制作的单次工作坊，对我来说也很有意思。学完后能马上在家人面前一展身手，给他们惊喜。我还想尝试一些对身心有益的事，比如制作香薰、练习拉伸等，书法、茶道这样的传统文化我也很想学。我感兴趣的事情实在太多了。

学习新事物的过程也是结识新朋友的过程。原本以为没有交集的一些人，会因相同的兴趣爱好而成为朋友。

学习新事物能给自己的人生带来新的风景，为生活增添不一样的调味料，它会是我未来生活不可或缺的一部分。

◈ **我最近很喜欢去的工作坊**

我参加了一个制作翻糖饼干的工作坊。我开心地发现，这些色彩缤纷、令人心动不已的可爱饼干做起来出乎意料地简单，在家也能制作。我为祈求金榜题名的准考生制作了"五角形饼干"[①]，还在情人节为女儿制作了"好朋友饼干"……在日常生活中能用到这些技艺真的很棒。

---

① 日语中"五角形"的发音与"合格"的发音相似，所以考生在考试前往往会吃五角形的食物、挂五角形的护身符，祈求考试顺利。

孝顺父母正当时

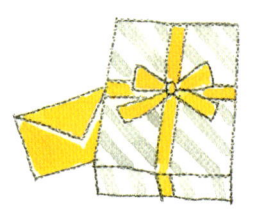

我生日的时候,父母一定会给我寄贺卡。

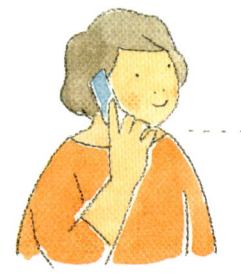

母亲和我孩子喜欢同一个偶像,玩同一款手机游戏,所以有很多共同话题。

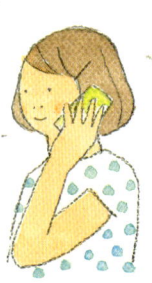

因为使用相同的手机运营商,通话免费,所以我们经常电话交流。

即使年过四十,我有时还是会想依赖父母。过年我一定是跟父母、家人在一起的。生病的时候只要想到父母会照顾我,就会安心许多。不论年纪多大,我在他们眼里始终还是孩子。

自从我结婚并且有了自己的孩子,我和父母之间的关系变得更密切了。虽然他们住大阪,我住东京,但为了看孩子,他们每个月都会来东京一次。

多亏父母经常来往,现在孩子和他们的关系非常好。他们不是简单地送送礼物,而是花时间陪伴和理解孩子。让父母含饴弄孙,也许是我能尽的最大孝道了。

我的母亲心态非常年轻,和我儿子玩同款手机游戏,和我女儿喜欢同

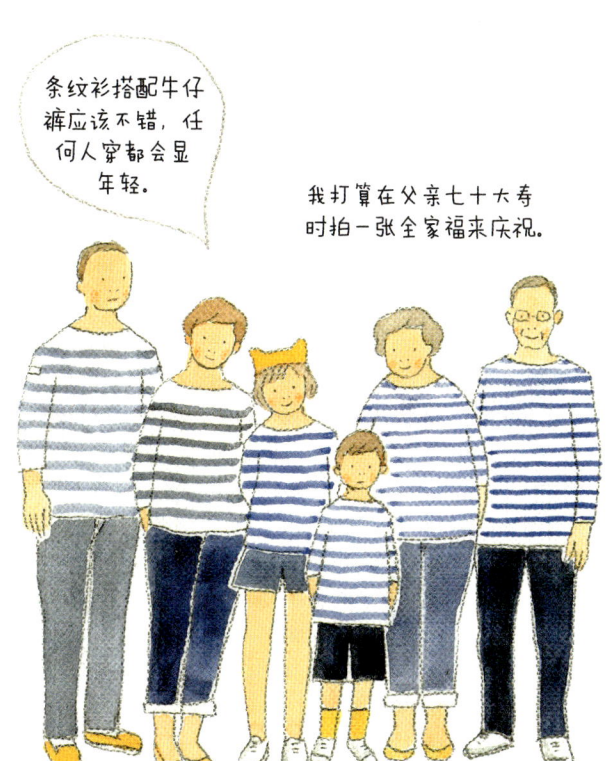

一个偶像,因此他们之间有很多共同话题。母亲经常通过手机和我儿子分享游戏攻略,跟我女儿热烈地讨论偶像的新闻,甚至还负责我工作上的会计事务,让我十分佩服。我希望自己也能像她一样,无论到什么年龄都被家人需要和重视。

父亲六十岁生日时,全家人一起穿着红色衣服①拍了张纪念照。下次,在庆祝他七十大寿时,我打算再拍一张全家福。为了让父亲看上去更年轻时尚,我打算让大家都穿上条纹衫和牛仔裤。

---

① 红色在日本文化中象征着幸福和重生,所以日本人在六十岁生日时,通常会穿红衣服。

四十岁重新出发

"当我意识到人生已经过半，就更有冲劲去尝试想做的事了！"一位同龄朋友说。很多人在四十岁之后就会放弃自己，认为现在再做什么都太晚了，但这位朋友的想法正好相反！她充分发挥了自己烹饪的才华，在函授学校考取了食品协调员的资格证。此外，她还在努力学习，希望考取蔬果管理师和厨师资格证。她真的太棒了，我从她身上受到了鼓舞，决心也要像她一样一直对生活充满热情。

曾经教我木版画的一位年过六旬的老师告诉我，她也是从四十岁才开始从事木版画工作的。因为太沉迷其中所以把它当成了事业。这位前辈用亲身经历告诉我，四十岁并不晚，不论年龄多大，只要有热衷的事情或想要学习的东西，就是非常美好的生活态度。

◆ 四十岁开始学习，能让你独当一面的职业有……

- ·芳香治疗师
- ·收纳规划师
- ·食品协调员
- ·美甲师
- ·婚礼着装师
- ·面包、点心制作师

所有这些职业都有资格考试，也可以函授学习。

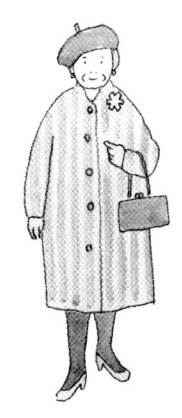

每次看到英姿飒爽的年长女性，我都会想："从现在开始我也要加油！"

教我芳香疗法的老师也是如此。她在四十多岁时患病，但并没有因此而不振，而是开始自学当时在日本还不太流行的芳香疗法，从而走上了不一样的人生道路。

在这位老师的课堂上，让我印象最深刻的一句话是：了解自己是行动的关键，即使只是挑选芳香精油，也要聆听身体和内心的声音，感受现在的自己需要什么。由此我们才能真正看清自己，从而与他人建立更紧密的联系。

或许哪一天我也会重新出发。我会始终倾听心底的声音，为新的开始做好准备。

◈ 我身边四十多岁重新出发的女性

- 家庭主妇变身美甲师（四十五岁）
- 公司职员创业成为企业家（四十岁）
- 在抚养孩子的同时，在家里开设饼干店，自己做老板（四十一岁）
- 通过上传日常制作的菜肴，成为人气博主（四十三岁）

她们的共同点是：听从内心的声音。她们不在乎年龄，勇于尝试新事物。

感到不安时想想十年后的自己

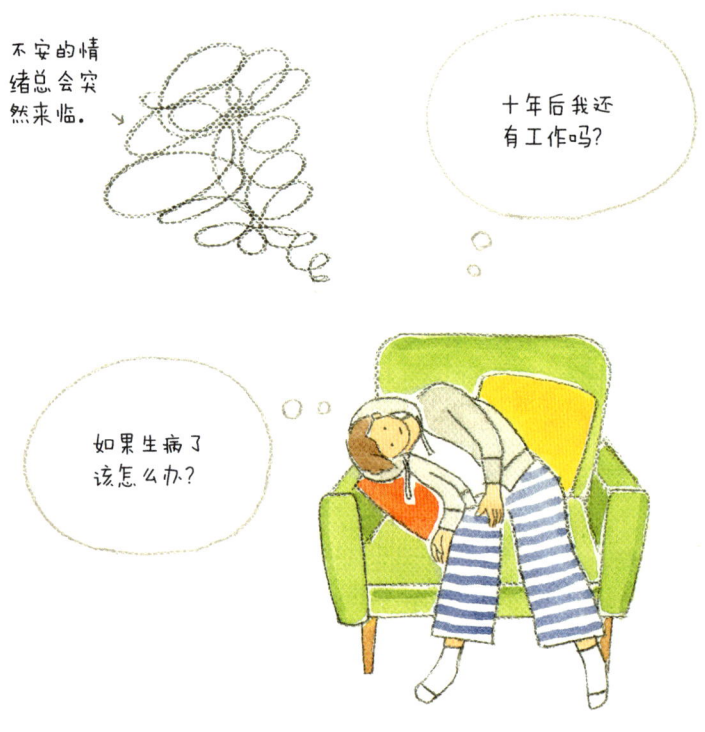

不安一旦袭来，心情就会变得压抑。尽管日常家事的繁忙可以让我暂时忘记这种不安，但在某一瞬间，愁云又会笼罩心头。只要我一想到未来十年、二十年的家庭状况，以及丈夫的工作、健康等问题，就会焦虑重重。

这时，我就会暗示自己："只要坚定地走下去就一定没问题。"孩子是孩子，丈夫是丈夫，我是我，每个人都有自己要走的路，只要一直互相扶持就足够了。能以自己的力量度过自己的人生就是最棒的。

十年后想做的事

其一
拥有一家小店，制作并销售自己的产品（但还没有头绪要做什么样的产品）。

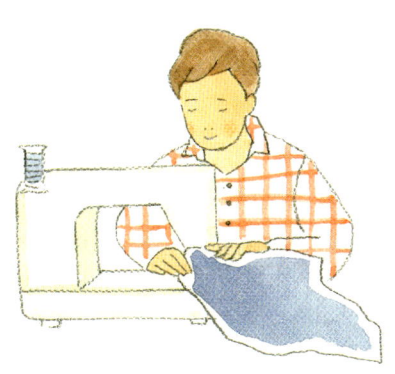

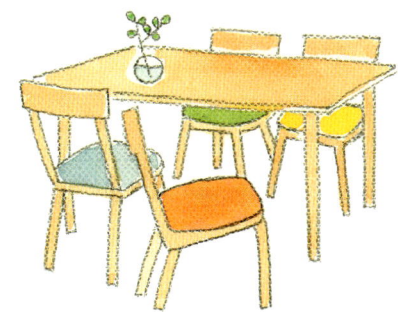

其二
创造一个让人们聚集的场所（但还没想好在那里做什么）。

　　为了缓解不安，我还有一个方法，就是想想十年后的自己。奇妙的是，这么一想，心情就变得轻松起来，觉得还有那么多年可以努力。我相信：即使现在一切都不明朗，但只要能看到前面的光，就能走到那里。我希望我的家人也都拥有各自的光，并朝着那束光好好生活下去。

> # 做个送礼高手，学
> # 会用礼物表达感谢

前些日子，住在九州的朋友给我送来了一个"惊喜箱"。里面有泥人、彩色玻璃烛台、亲手制作的可爱沙包，还有九州特产臭橙①。她总能轻松送出充满心意的礼物，我佩服得五体投地。收到礼物那天，我一整天都是兴高采烈的。

我希望能像她一样做一个送礼高手，将愉悦的心情带给别人。

但说实话，我很不擅长送礼，总是担心这担心那，比如：对方会不会感到困扰？他想要这样的礼物吗？恐怕不是他喜欢的吧……最后，我总是因为犹豫不决而什么都没送。

🔷 充满心意的小礼物

这些是我喜欢送的伴手礼：
- 茅乃舍的飞鱼高汤——让普通的味噌汤变得更加美味。
- 柳樱园茶铺的焙茶——味道自然是一绝，装饰着鸟兽戏画的包装也很精美。
- 兔屋的铜锣烧——这家店非常有名，排队的人很多，收到它一定会很高兴。
- 御果子所 Chimoto 的八云麻薯——软绵绵像棉花糖一样的糯米皮，用笋壳包成三角形。

① 日本九州大分县的特产，果皮光滑，呈淡绿色，果肉略带橘黄色，每年9月和10月上市。

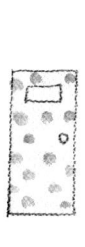
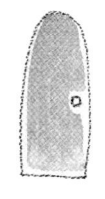
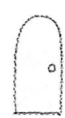

一想到未来有无数个等待我开启的大门，就兴奋不已。

  透过喜欢的事物与他人建立联系，世界就会变得更加广阔。用礼物将喜欢的心情传达给对方，让他了解你真实的想法和心意。

  不管多大都能尽情地笑，痛快地哭，保持雀跃的心情，这样的人不管什么时候看起来都很年轻。我希望在未来能慢慢学会向别人敞开心扉，通过送礼表达自己的感激之情。

关于送礼，我有主意

- 给父母送生日礼物，出于健康考虑，可以选择保暖内衣或披肩。轻便的运动鞋或挎包也不错，可以让他们轻松、放心地出行。
- 对于远方的朋友，可以将旅途中品尝到的美味（当地的泡菜、时令海鲜、新鲜采摘的蔬菜等）作为礼物送给他们。

让心情更好的十条建议

一、别忘记护理手指、脚趾、头发等身体"末端"。

二、时刻保持微笑。

三、保持身体温暖。

四、腰背挺直。

五、随年龄增长更需要保持清洁感。

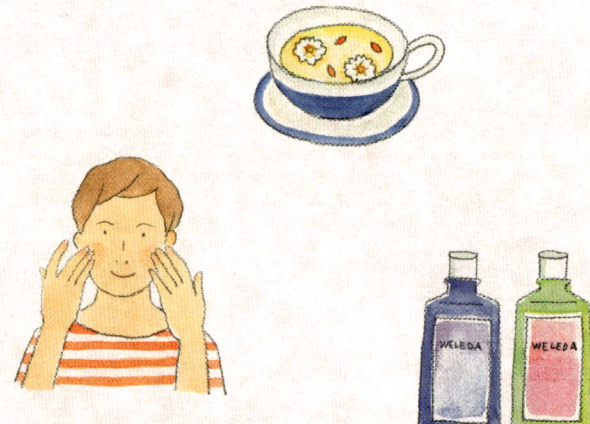

六、 时不时哭一哭，让心中的烦闷随着泪水一起流走。

七、 保持对事物的好奇心。

八、 丢弃不需要的物品和人际关系，过简单的生活。

九、 继续认识新的人。

十、 时刻倾听内心的声音。

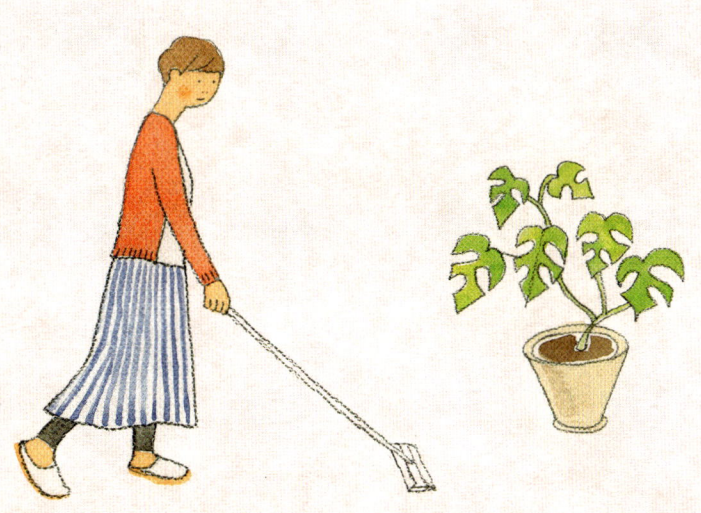

图书在版编目（CIP）数据

怡然自得的心情 /（日）崛川波著 ; 周昕欣译 . --
北京 : 北京联合出版公司 , 2025.4 (2025.8 重印). -- (元气女子养成
记). -- ISBN 978-7-5596-8222-2

Ⅰ . R395.6-49

中国国家版本馆 CIP 数据核字第 2025LV3957 号

40 歳からの心と体メンテナンス BOOK
40-SAI KARA NO KOKORO TO KARADA NO MAINTENANCE BOOK
Copyright © 2014 by Nami Horikawa
All right reserved
Design by Yurie ISHIDA (ME&MIRACO)
First original Japanese edition published by PHP Institute, Inc., Japan.
Simplified Chinese translation rights arranged with PHP Institute, Inc.
Through Bardon Chinese Creative Agency Limited

参考文献
『ニールズヤード式　アロマセラピーレッスン』
　　　監修　ニールズヤードスクールオブナチュラルメディスンズ（河出書房新社）
『脳からストレスをスッキリ消す事典』有田秀穂（PHP 研究所）
『10 年後もきれいでいるための美人ホルモン講座』松村圭子（永岡書店）
『女性の不調解消バイブル　名医・病院ガイド 177』日経ヘルス編集部（日経 BP 社）

Simplified Chinese translation copyright © 2025 by GINKGO (Shanghai) BOOK CO., LTD.
本书中文简体版权归属于银杏树下（上海）图书有限责任公司
北京市版权局著作权合同登记　图字：01-2025-0220

元气女子养成记：怡然自得的心情

著　　者：[日] 崛川波
译　　者：周昕欣
出 品 人：赵红仕
选题策划：银杏树下
出版统筹：吴兴元
编辑统筹：郝明慧
责任编辑：李艳芬
特约编辑：刘叶茹
营销推广：ONEBOOK
装帧设计：墨白空间・李国圣

北京联合出版公司出版
（北京市西城区德外大街 83 号楼 9 层　100088）
后浪出版咨询（北京）有限责任公司发行
河北中科印刷科技发展有限公司　新华书店经销
字数 120 千字　880 毫米 ×1023 毫米　1/32　4 印张
2025 年 4 月第 1 版　2025 年 8 月第 2 次印刷
ISBN 978-7-5596-8222-2
定价：148.00 元（全两册）

后浪出版咨询（北京）有限责任公司　版权所有，侵权必究
投诉信箱：editor@hinabook.com　　fawu@hinabook.com
未经书面许可，不得以任何方式转载、复制、翻印本书部分或全部内容。
本书若有印、装质量问题，请与本公司联系调换，电话 010-64072833

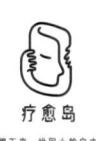

疗愈岛

慢下来，找回心的自由

元气女子养成记 2

毫不费力的穿搭

[日] 堀川波 著
周昕欣 译

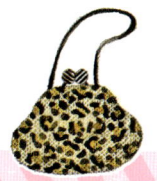
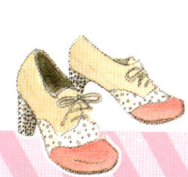
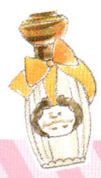
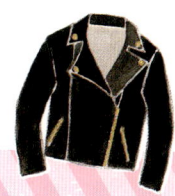

北京联合出版公司

前 言

四十岁后,我发现以前的一些衣服已经不适合我了。有段时间我很迷茫,不知道穿什么好,还想着是不是该买点正装来穿。

三十多岁时,我还没发现自己的身体有什么变化,但现在,色斑、皱纹、皮肤暗沉、白发、发胖等衰老信号不断显现,我不禁焦虑起来。

到了这个年纪,我尤为在意别人对自己衣着的评价。如果太追求新潮,打扮得和二十多岁的年轻人一样,难免会被认为是"过分迎合异性的目光";但要打扮得过于低调,又会被说是"毫无风韵的孤独大妈"。这两种风格都不是我想要的。那么,该如何穿着才得体呢?

就在我为此困扰的时候,一双浅口鞋帮我找到了突破口。我原以为这种鞋穿着走路会脚疼,但没想到它就像是为我量身定做的,非常合脚。它的设计也让人心动,成熟中透着可爱,是我梦寐以求的完美鞋子。

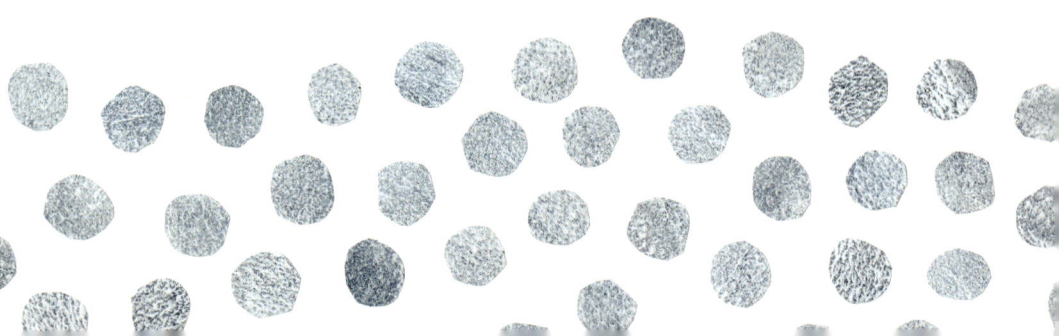

在它出现之前，我经常穿勃肯鞋和芭蕾风格的平底鞋，搭配衣服时，也就自然地选择了休闲服。但自从有了这双浅口鞋，我也能自信地穿上优雅的连衣裙或偏正式的裤子了。而且，我还会拿以前根本看不上的豹纹或粉色配饰来搭衣服。渐渐地，我发现在逛街的时候喜欢的东西变多了。

　现在我明白了，女人的时尚并不是为悦己者容，而是让自己快乐。

堀川波

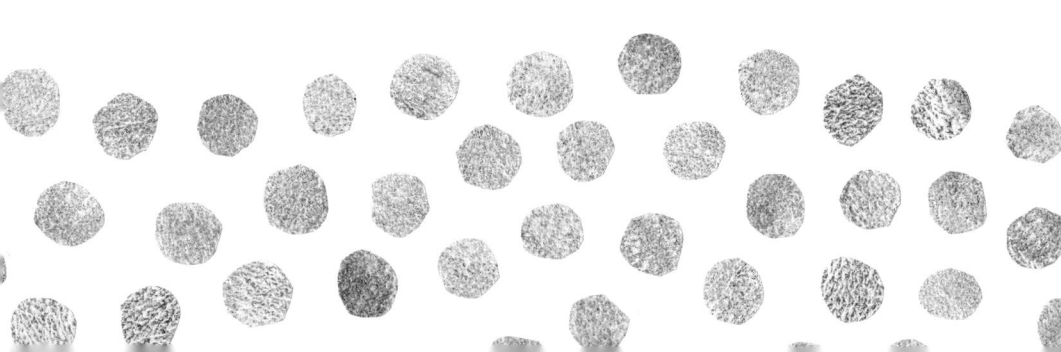

目 录

第一章
以前穿的衣服不合适了

- 008　三十岁时喜欢穿宽松的衣服
- 009　糟糕，身材也松垮垮了
- 010　宽松舒适的休闲服
- 011　三十多岁时我的打扮
- 012　领口太紧的T恤穿起来像大妈
- 013　贴合身形的衣服看起来更利落
- 014　提升胸线让你年轻五岁
- 015　塑形内衣修饰身形
- 016　去买内衣吧！
- 018　让失去光泽的自己亮起来
- 019　勤护理让身体更有光泽
- 020　通过全身镜了解自己
- 021　家里的每个角落都放上镜子
- 022　生活札记：穿衣打扮要打破常规

第二章
从休闲风转变为优雅风

- 024　通过鞋子完成转变
- 026　通过配饰完成转变
- 028　通过修身的衣服完成转变
- 030　通过外套完成转变
- 032　通过披肩完成转变

034　通过发型完成转变
036　生活札记：记录想要的东西

┋ 第三章 ┋
新基本款衣橱

038　12种新基本款穿搭组合
040　V领毛衣
041　横条纹衫
042　连帽衫
043　休闲西装
044　长款开襟毛衣
045　罩衫
046　翻领大衣
047　亚麻连衣裙
048　牛仔裤
049　工装裤
050　风衣
051　派对连衣裙
052　生活札记：不能再穿毫无特色的衣服了

┋ 第四章 ┋
衣橱以简约为基本原则

054　我的衣橱
056　事先定好全身搭配方案
058　将穿不到的衣服处理掉
060　整理衣橱的四个步骤

【第五章】

为你的打扮增添亮点

- 066 亮点① 用闪亮单品打造华丽装扮
- 070 亮点② 小面积的动物纹提升时尚感
- 074 亮点③ 像巴黎女人一样活用鲜艳的色彩
- 078 亮点④ 用民族风小饰品做个性化搭配
- 082 亮点⑤ 巧用平价单品,穿出元气可爱风

【第六章】

四十岁之后的衣橱

- 086 成熟风连衣裙
- 090 易于搭配的裤装
- 094 用了超过十年的物品
- 098 定制独一无二的珠宝
- 102 虽然喜欢但不再适合的少女风服饰
- 106 虽然喜欢但不再适合的男孩风服饰

【第七章】

从现在开始的元气女子打扮

- 110 四十岁人士的真实快照
- 114 穿得舒适和住得舒适的共通点
- 118 我的时尚史
- 122 三十年后我想成为这样的老太太
- 126 让自己更美的十条建议

第一章

以前穿的衣服不合适了

有一天我发现,以前的一些衣服现在穿起来显得很奇怪。于是,我开始寻找适合自己的新时尚风格。

三十岁时喜欢穿宽松的衣服

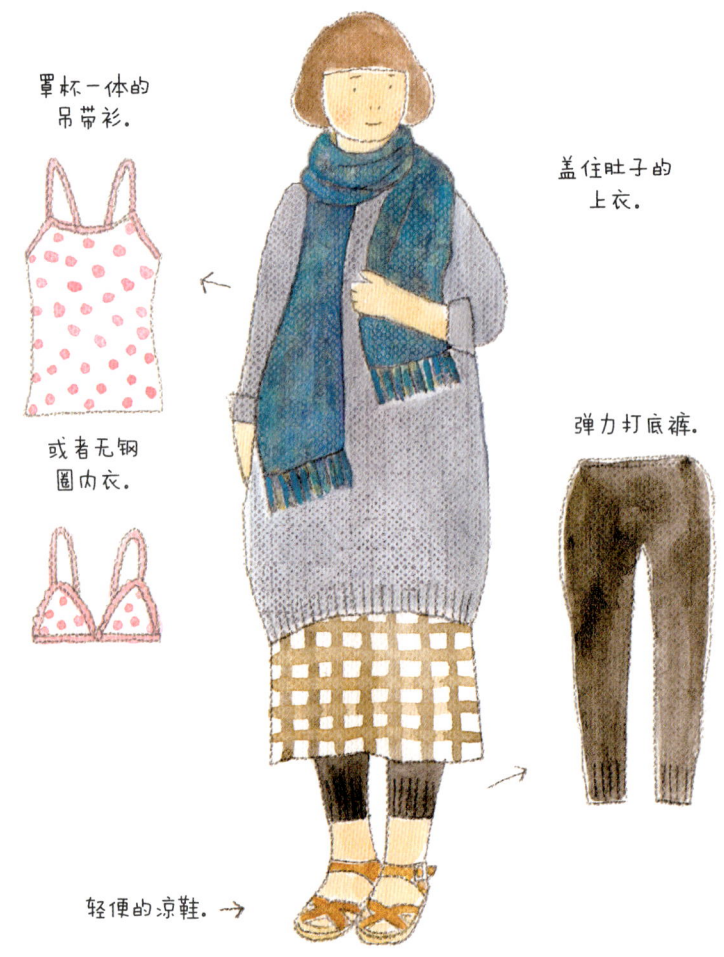

　　三十岁时,我正忙于带孩子,穿的衣服和鞋都以方便为宗旨,衣服料子以耐洗抗皱的天然棉麻为主。即使在公园追着孩子跑,弄得满身是泥也没关系,回家就能马上洗干净。

　　那时候,我套上宽松上衣和短裤,蹬一双平底鞋就出门了,最多带一个斜挎包和宽檐帽。

糟糕,身材也松垮垮了

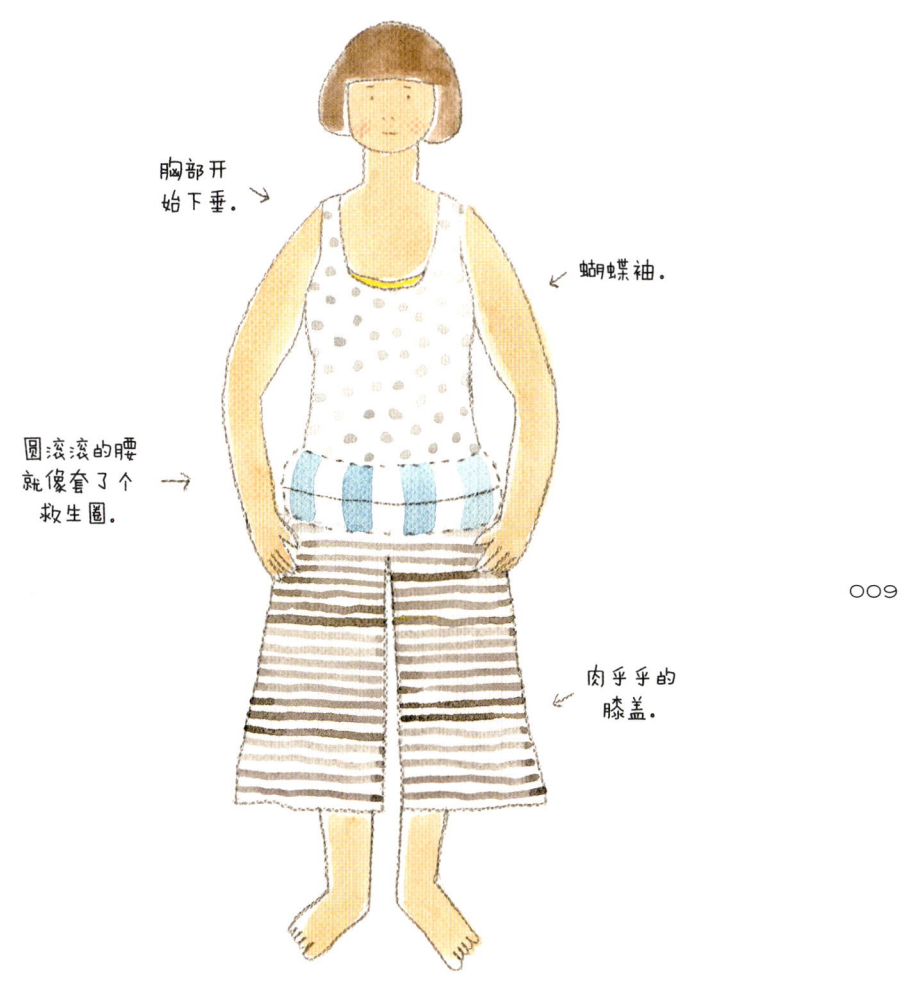

这样的打扮休闲舒适,是育儿妈妈们的首选。

结果在不知不觉间,我的身材慢慢走样了,腰腹的赘肉形成了一个救生圈。

我想,如果在孩子上小学时改变这样的穿衣风格,身材就不会像今天这样了。要赶紧摘掉这个救生圈,否则就太像中年大妈了。

宽松舒适的休闲服

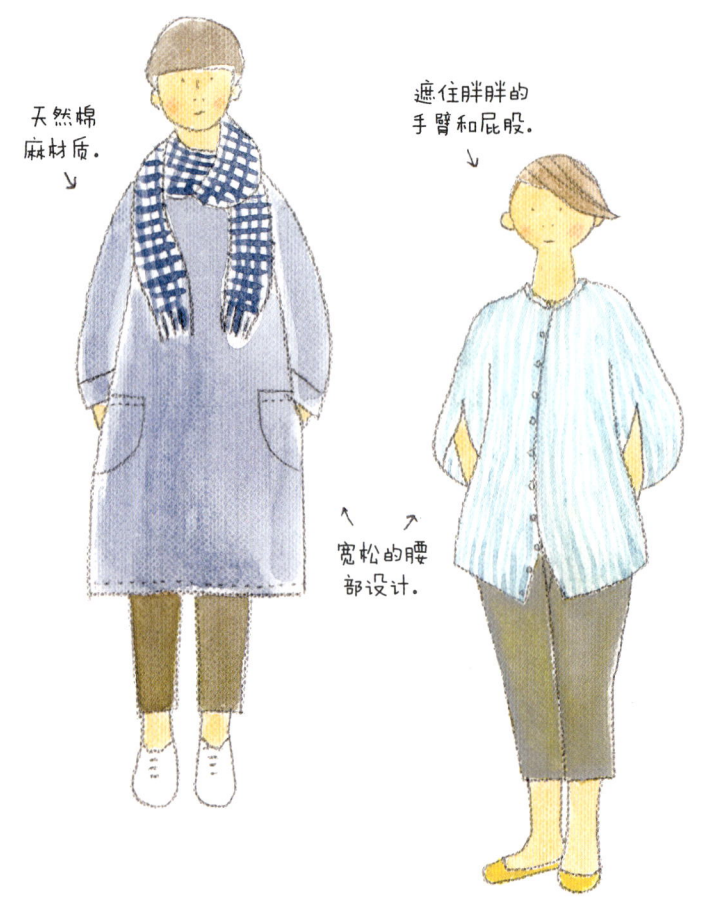

要是把肥胖完全归咎于宽松的休闲服,就有点冤枉它们了。女性自三十五岁起,由于体内激素失衡,代谢变差,身体很容易发胖。有的人还会患上更年期综合征,经常情绪低落、烦躁或失眠。这个时候,斑点、皱纹、皮肤松弛、脱发等问题也会越来越明显。

有段时间,我极度渴望冬天,因为不忍直视自己在轻薄衣衫下的体形。但到了冬天,我又想过夏天,因为那个捂得严严实实的臃肿大妈实在

三十多岁时我的打扮

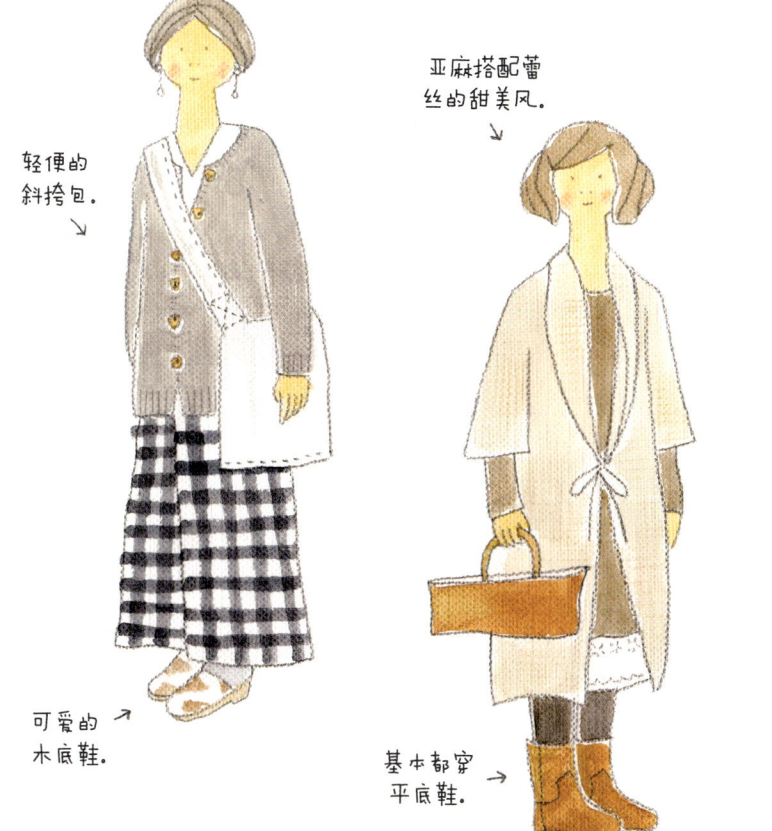

难看。就这样,我陷入了一年四季无衣可穿的死循环,觉得打扮这件事毫无乐趣。

还好后来我努力跨过了那段敏感期。当我了解到很多身体上出现的问题是由更年期综合征引起时,内心也就释然了。我开始学着接纳不完美的自己,迎接人生的新阶段。我想,如果现在不努力调整自己的话,日后就更难保持美丽了。

领口太紧的 T 恤穿起来像大妈

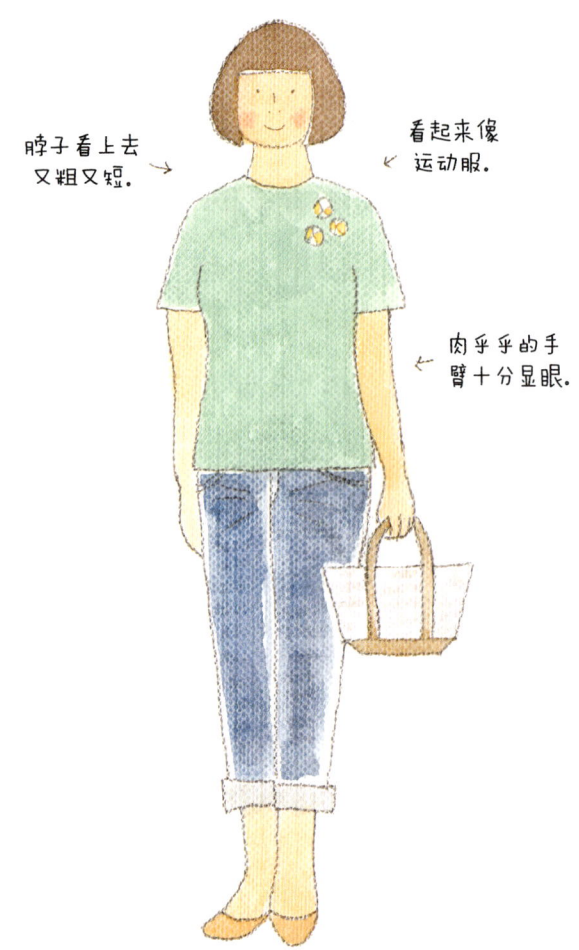

当我问身边的朋友"四十多岁的人不适合穿什么样的衣服"时,她们的回答几乎都是:领口太紧的衣服。

大家的回答如此相似,我不禁疑惑起来:难道女性一过四十,脖子就缩短了吗?我有一件小圆领 T 恤,因为领口太紧,现在即使去家附近的便利店,我都不愿意穿。

为了不显脖子短,我穿衬衫时会解开最上面的两三颗纽扣,穿针织衫

贴合身形的衣服看起来更利落

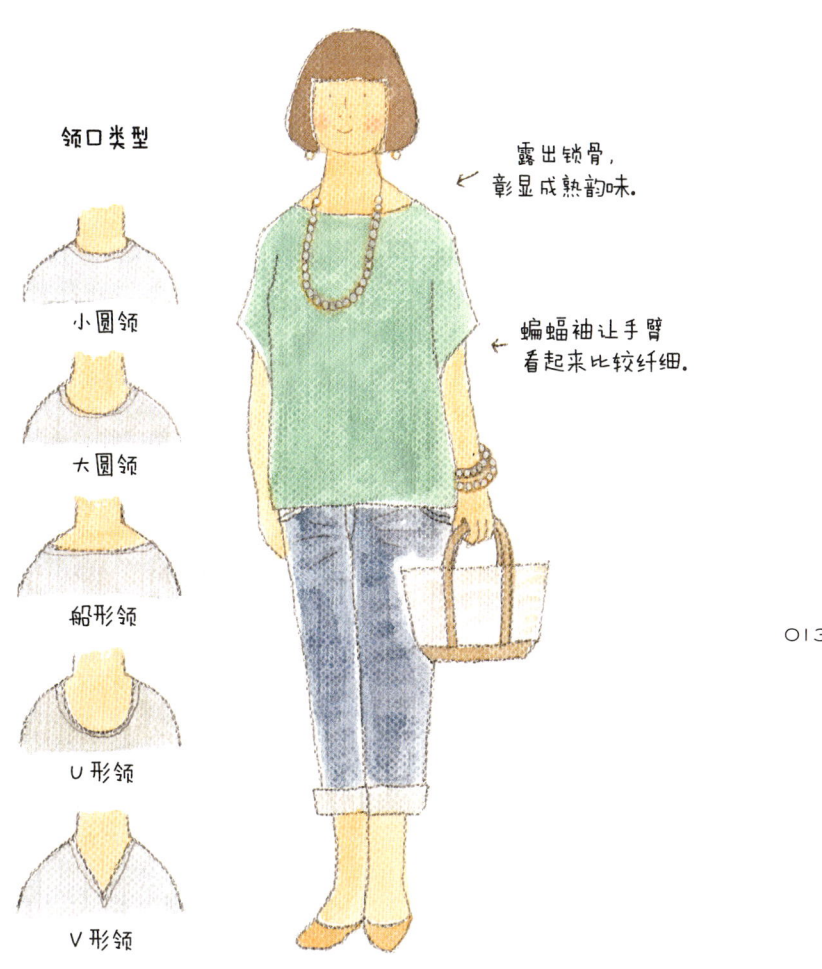

领口类型

小圆领
大圆领
船形领
U形领
V形领

露出锁骨,彰显成熟韵味。

蝙蝠袖让手臂看起来比较纤细。

时也会选择露锁骨的款式。领口尽管只有几厘米的差别,但会给人截然不同的感觉。

我的朋友中,有人把"领口原则"发挥到了极致:即使在寒风刺骨的冬天也绝不穿高领毛衣,她认为高领衣服都显老。

当然,领口太大也不行,会显得瘦骨嶙峋,只有适度的领口才能将女人的性感衬托到恰到好处。

提升胸线让你年轻五岁

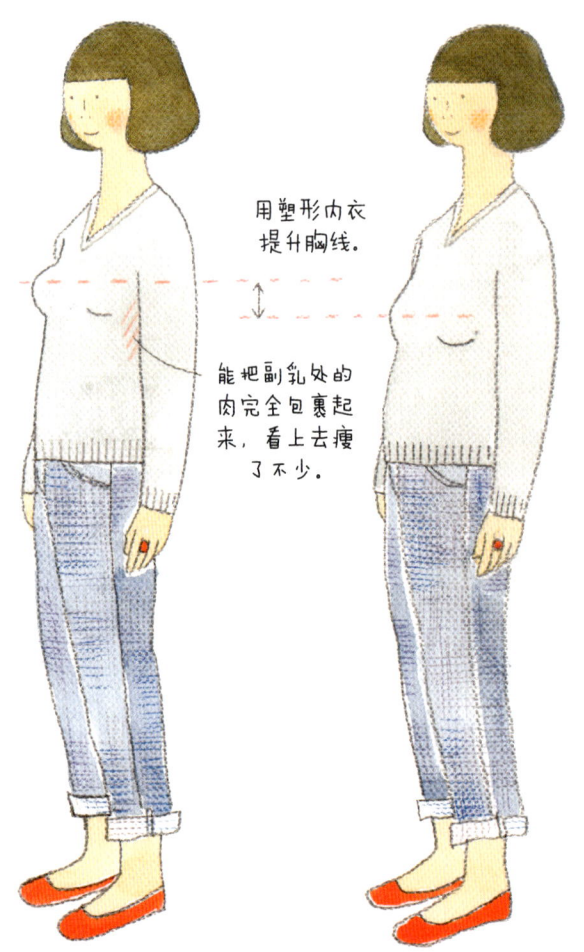

我曾经犯过一个错误,在薄薄的浅灰色针织衫里穿了一件带胸垫的吊带背心。后来,我看那天拍的照片,觉得自己圆滚滚的,怎么看都不对劲。我把照片给我年纪相仿的朋友看,她一句话就解开了我的疑惑:"你当时没穿内衣吧?"

一语中的!原来问题出在我外扩又平坦的胸部上。要知道,胸部一旦

塑形内衣修饰身形

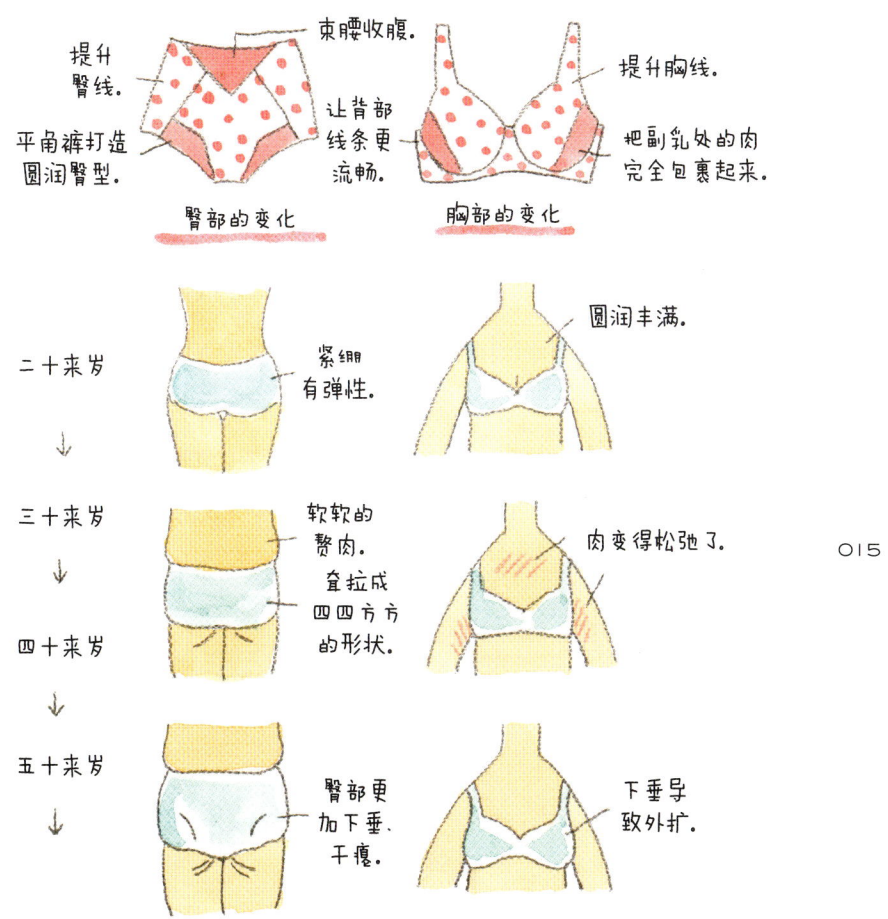

外扩，整个人就会显得又胖又老。而且轻薄的外套将我臃肿的体形完全暴露了出来。

如果要穿薄衣服，内衣最好选带钢圈的，不仅可以把赘肉包裹起来，还能提升胸线，将人拔高。另外，时刻记得把背挺直，这样人看起来才精神。

去买内衣吧！

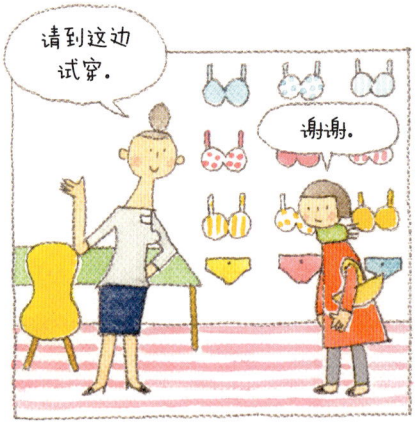

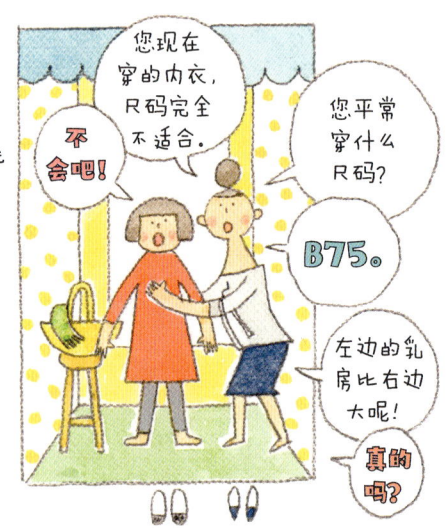

直到四十一岁，我才第一次在百货公司的内衣专柜测量罩杯和试穿内衣。

店员带我到试衣间，用卷尺量了量我的胸围，摸了摸我的内衣，然后说："您现在穿的内衣，尺码完全不适合！"我一直以为自己的内衣尺寸是"B75"，而店员建议我穿的竟然是"D70"！

我不由得摆摆手，这么大的罩杯肯定不适合我。虽然如此，我最后还

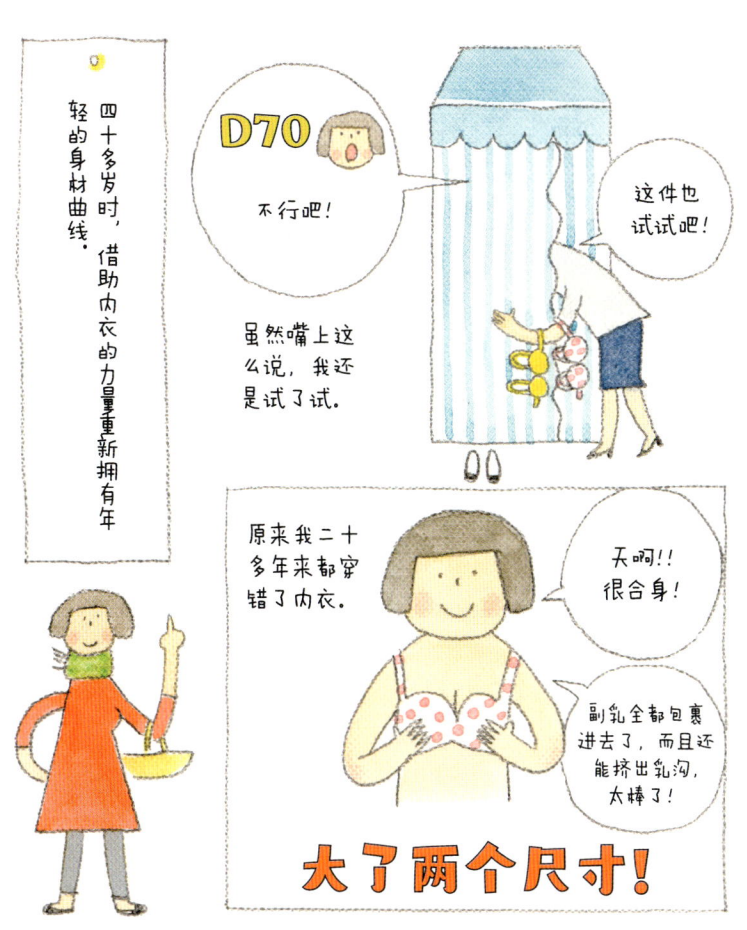

是穿上试了试，没想到特别合身。不仅胸线变高了，连乳沟都出现了。

原来我这二十多年都穿错了内衣，尺码竟然相差了两个罩杯。

更让我惊讶的是，我从来都不知道自己左边的乳房比右边的大，店员建议我将左边的海绵垫取下来。

"请不要再穿 B75 的内衣了。"听店员这么说，我感觉自己像一只蜕变成功的蝴蝶。

让失去光泽的自己亮起来

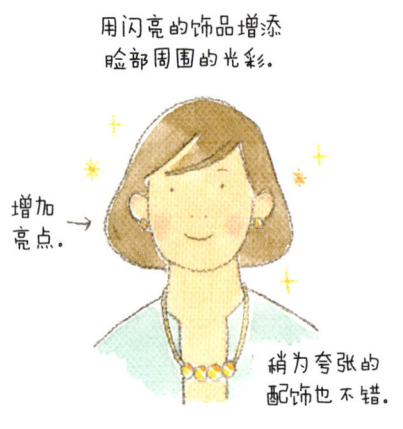

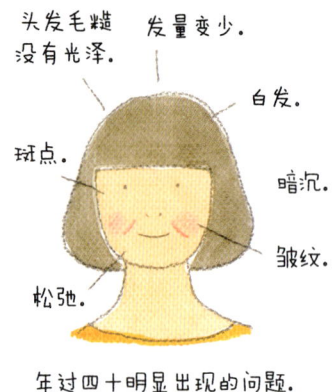

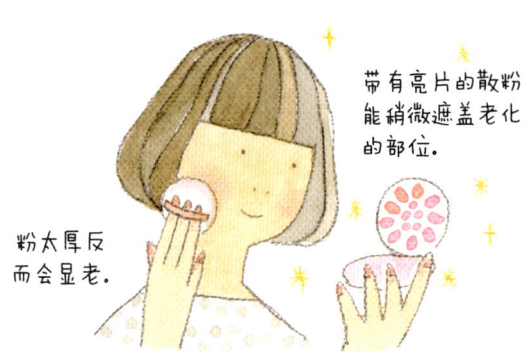

四十岁之后,除了发胖,我的皮肤和头发也渐渐失去了光泽。我每天都在拼命保养自己,涂乳霜、敷面膜、用护发素……但效果仍不理想。当看到和我年龄相仿的朋友满面容光时,我不禁惊讶地问道:"要怎么做才能变美?"

朋友回答:"我可是一直都在努力地呵护自己哦!"看来,岁月对每个人都是公平的,我也要更加细心地护理自己才行。

年纪越大,越适合有光泽的东西,比如闪亮亮的衣服、首饰等,它们

勤护理让身体更有光泽

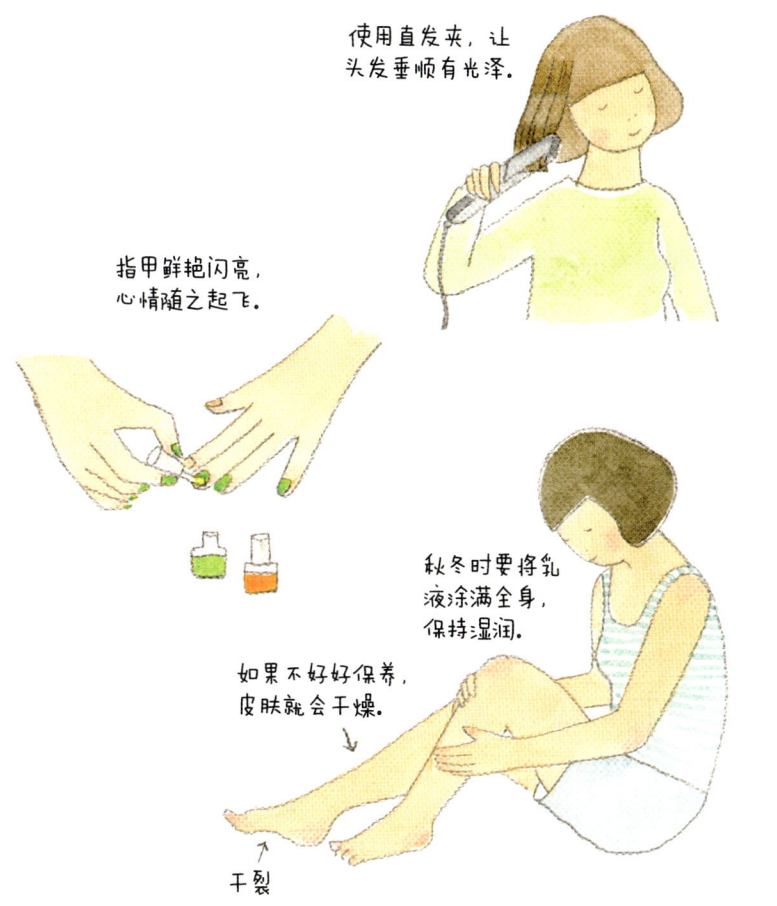

能够为人增添光彩。

年轻时,肌肤和头发本来就很有光泽,所以即使没有明亮的饰品也能光彩照人。

年纪渐长后追求闪亮的东西仿佛是一种本能,想把自己失去的光泽找回来。

穿戴耀眼的服饰并不俗气,反倒是元气女子的特权。

通过全身镜了解自己

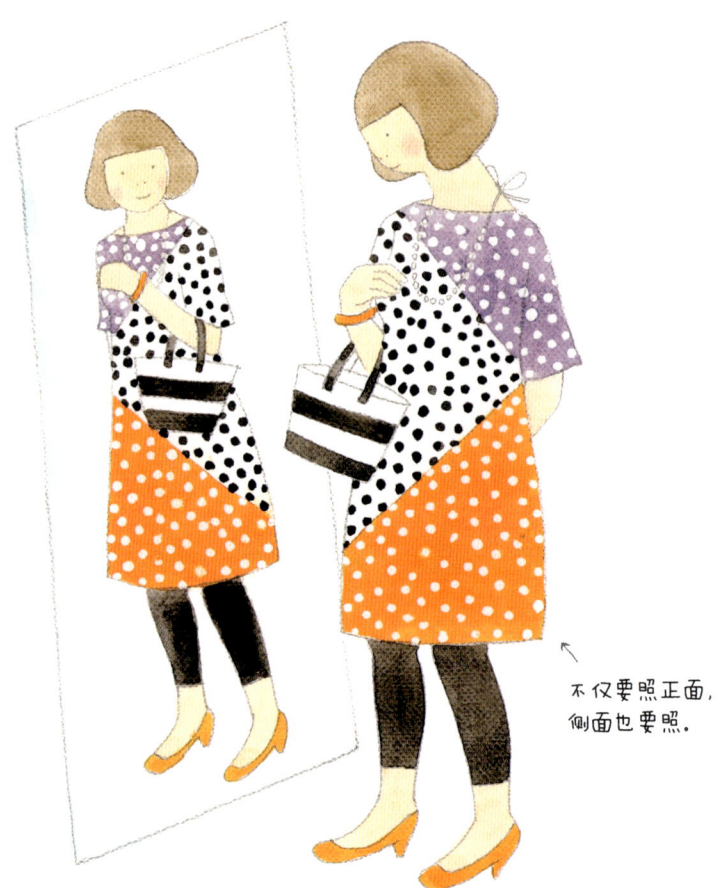

不仅要照正面,
侧面也要照。

如果你三个月不照镜子,再照镜子时可能会认不出自己了。要想了解自己的状态,照镜子是必不可少的。

我家到处都挂着镜子。在宜家家居店买的轻薄小镜子,可以像贴海报一样贴在洗手间或厨房的墙上,非常方便。而大一些的全身镜可以放在门口,便于在出门前整理仪容。我经常在出门前发现自己穿得不合适,比如衣服的花纹太突兀,胳膊露着不好看,内衣要换一下,等等。

家里的每个角落都放上镜子

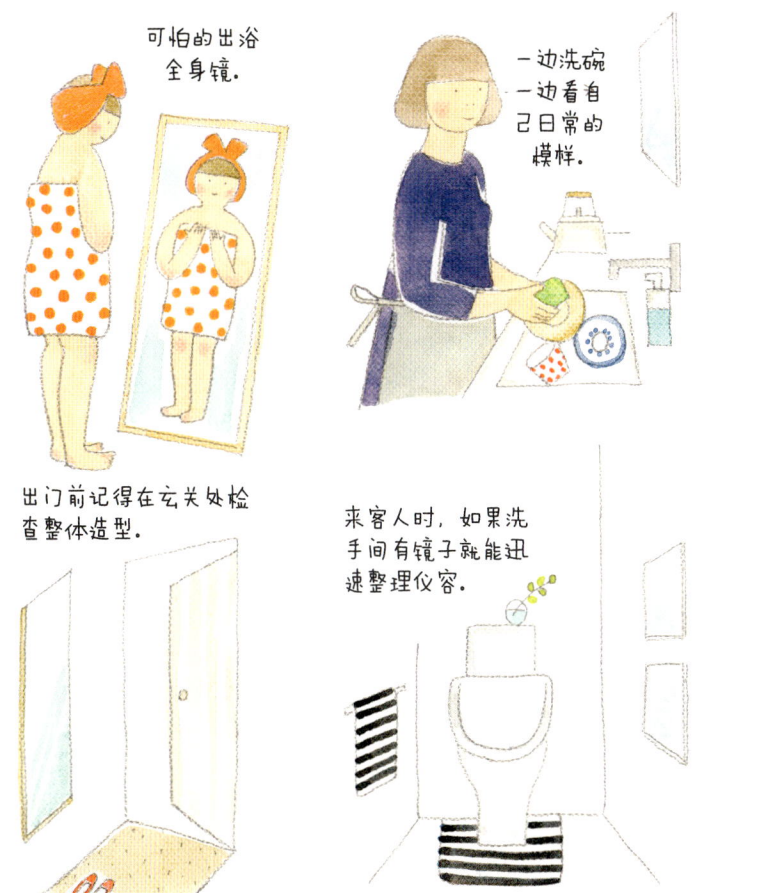

　　还有一点很重要,镜子要挂在有自然光的地方,这样才能看清自己的斑点、皱纹、毛孔、白发等问题,这些问题在光线不足的洗手间镜子里是很难看到的。镜子中的自己相当于别人眼中的自己,只有好好了解自己的样子,与别人交流时才会更自信。不过,洗完澡后从全身镜里看自己的裸体确实需要很大的勇气。

生活札记

穿衣打扮要打破常规

　　想显年轻,在穿衣打扮上一定要打破常规。穿得太正式像大妈,穿得太休闲又显得缺乏品味,如果能取两者所长就完美了。

　　我有位朋友穿着黑色连衣裙去参加她女儿的入学典礼,结果被女儿说像参加葬礼的人。这其实是个很好的例子,说明到了一定年纪,在穿搭上确实需要花点心思了。

　　例如,穿黑色连衣裙时,只要把肤色长筒袜换成彩色打底裤,给人的印象就会截然不同。你可以尝试将风格完全不一样的单品搭配起来,比如:优雅和休闲、帅气和柔美、基本款和流行款。然后进行适当调整和删减,打造出层次感。这就是元气女子穿衣打扮的乐趣所在。

　　这种打破常规的技巧还可以运用在社交上,让自己更受欢迎。例如,当对话出现火药味时,要是能以温柔的语气打破紧张气氛,就会显得成熟大度、让人钦佩。懂得打破常规能让你更显魅力。

　　我希望自己有一天能将打破常规的技巧熟练运用在穿衣打扮和待人接物上。

| 第二章 |

从休闲风转变为优雅风

为了改变一直以来坚持的休闲风格,我制定了 6 个计划。

休闲→优雅计划①

通过鞋子完成转变

把平底鞋换成高跟鞋

芭蕾风平底鞋虽然可爱,但看上去过于休闲。想要提升时尚感,换一双带跟的鞋子就可以了。

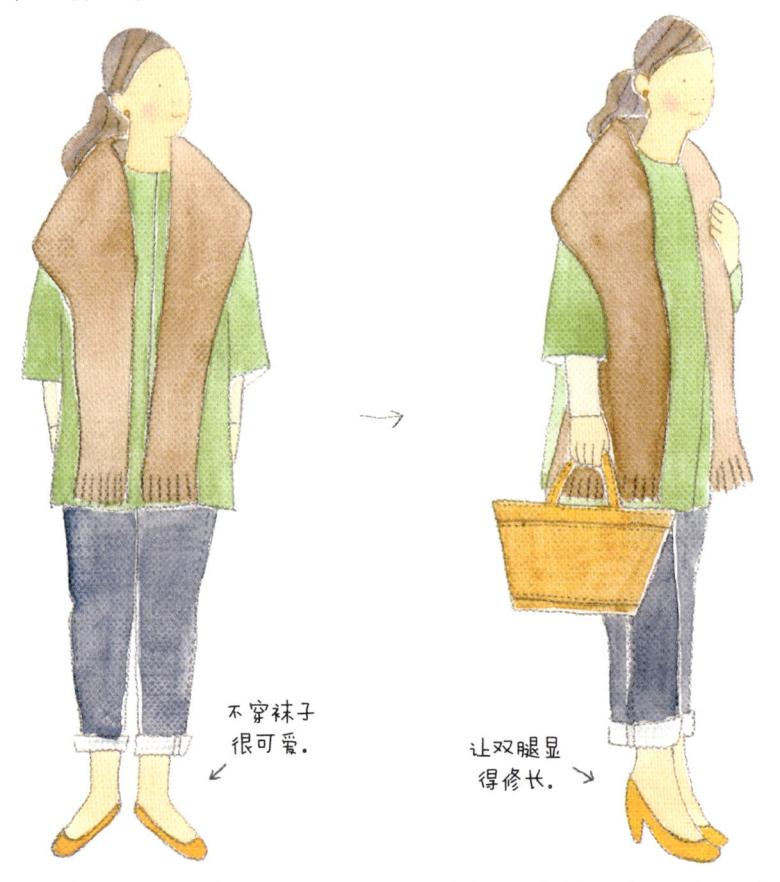

不穿袜子很可爱。

让双腿显得修长。

芭蕾风平底鞋既可以搭配牛仔裤,又可以搭配连衣裙,走起路来轻松不累脚,我恨不得每种颜色都买一双。

四十岁之后,全身都开始下垂,穿六厘米的高跟鞋行走方便,且有美腿效果,整个人看上去挺拔又紧实。

把雪地靴换成踝靴

胖乎乎的雪地靴最适合搭配休闲的衣服。但要想穿得有女人味,我推荐既有美腿效果又方便走路的踝靴。

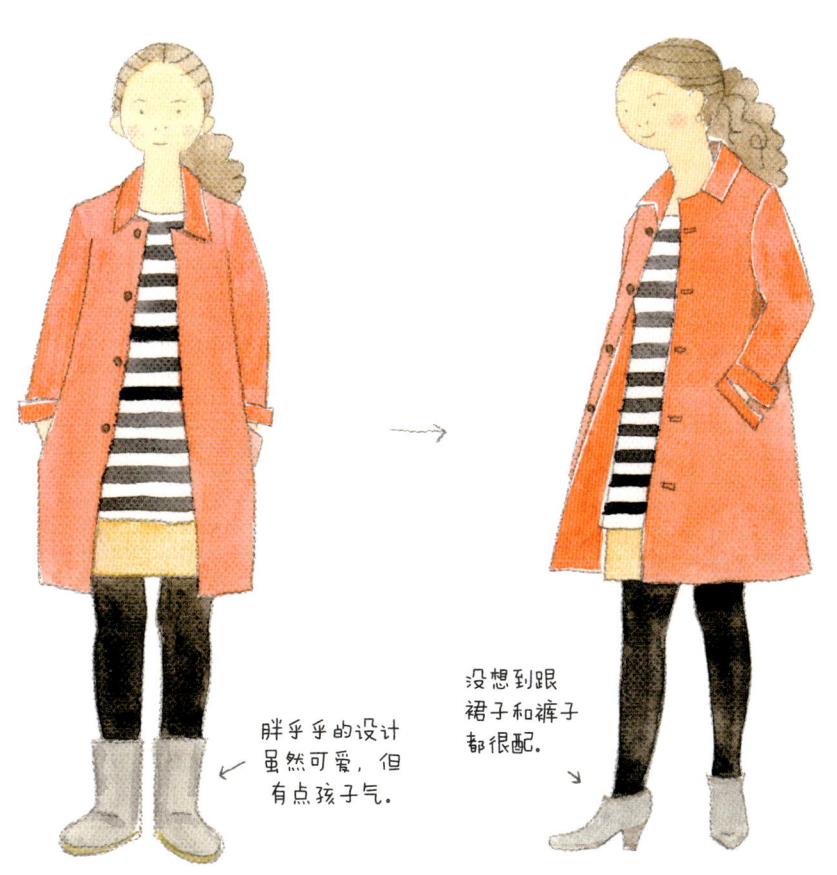

← 胖乎乎的设计虽然可爱,但有点孩子气。

没想到跟裙子和裤子都很配。↙

雪地靴温暖舒适,穿上就不想脱下来,但它看起来太过休闲。

只要换成踝靴,一身打扮马上变得成熟起来。无论是短途出行还是去正式场合吃饭都很适合。

休闲→优雅计划②

通过配饰完成转变

配饰能提亮气色,是整体打扮的点睛之笔,也是让你变美的最佳利器。

增添潮流感的配饰

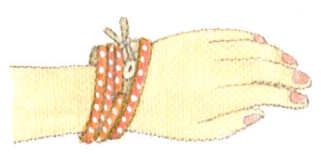

手链

手链多绕几圈会让手臂显得纤细。搭配手表也很适合。

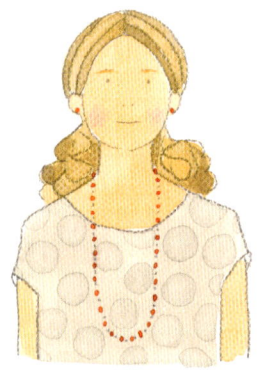

长项链

长项链能为你的日常穿着大大加分。长度最好在胸部以下到肚脐之间。

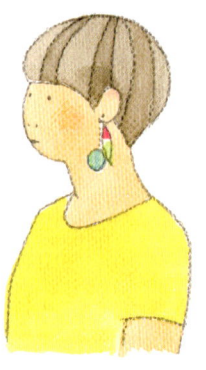

夸张的耳饰

存在感十足的耳饰尽显俏皮。搭配清爽简洁的上衣,整体感觉很协调。

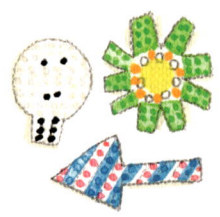

趣味十足的胸针

佩戴有趣的胸针,有时还能与人就此展开对话。将几个胸针搭配在一起戴也很可爱。

能长期使用的优质简单的饰品

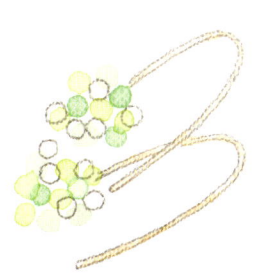

垂坠耳环

小也能衬托出女人味。可以选择颜色明亮的款式,作为对比色搭配也很好。

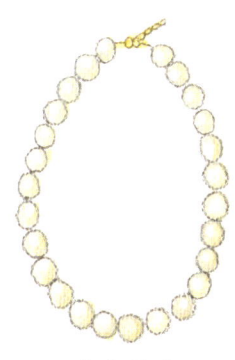

珍珠项链

让肌肤更显明亮,优雅或休闲的服装跟它都很相配。能衬托出成熟韵味。

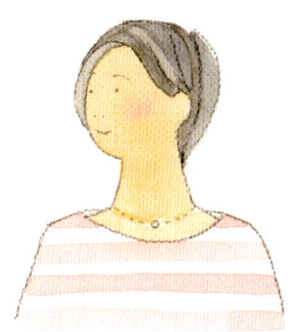

纤细的项链

与肌肤融为一体的黄金和钻石,就像身体的一部分一样闪闪发光。可以把几条项链重叠在一起佩戴。

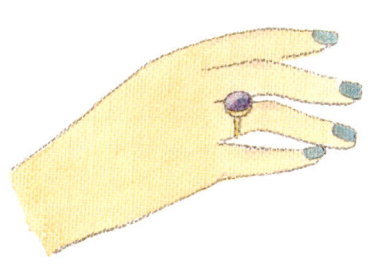

能量宝石戒指

只要戴上它,平凡的一天也会熠熠生辉。因为是天然石,所以大一点也不显突兀。

休闲→优雅计划③

通过修身的衣服完成转变

人变胖后如果穿宽大的衣服会显得更胖。选择尺寸合适的修身衣服才是关键。

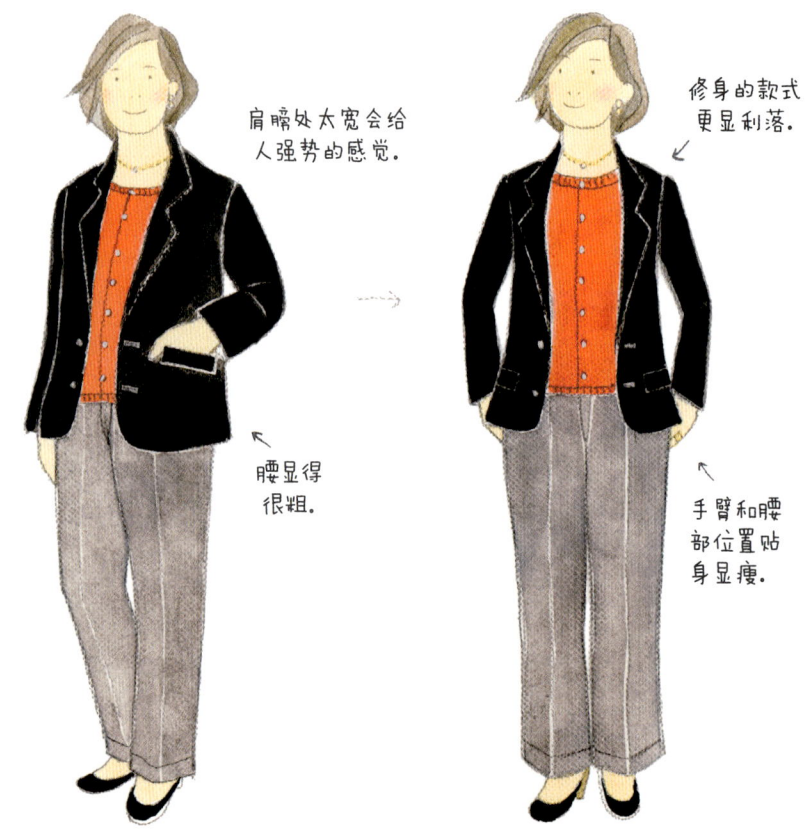

宽松的外套

四十岁之后穿宽松的外套很有气场,但少了些可爱感。

修身的外套

肩部较窄的外套,显得人很利落,还能衬托出身体曲线。

短裤可以很帅气，
也可以很可爱，是
可盐可甜的单品。
↓

上身宽松，
下身就要修身，
反之亦然。
↙

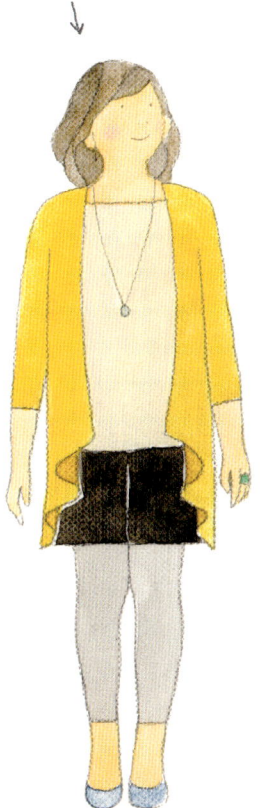

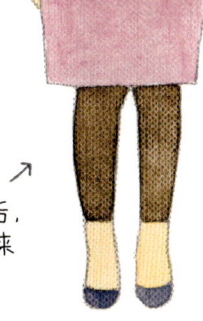

萝卜裤

搭配较为宽松的衬衫显瘦。露出脚踝让腿看起来更纤细。

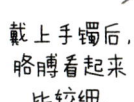

戴上手镯后，
胳膊看起来
比较细。

短裤

短裤下沿跟开衫下摆齐平，整体线条统一，干净清爽。

七分袖

宽松的连衣裙能把胳膊和腹部的赘肉掩盖起来，露出脖子、手腕等较纤细的部位，十分显瘦。

休闲→优雅计划④

通过外套完成转变

选择基本款的外套更容易搭配。

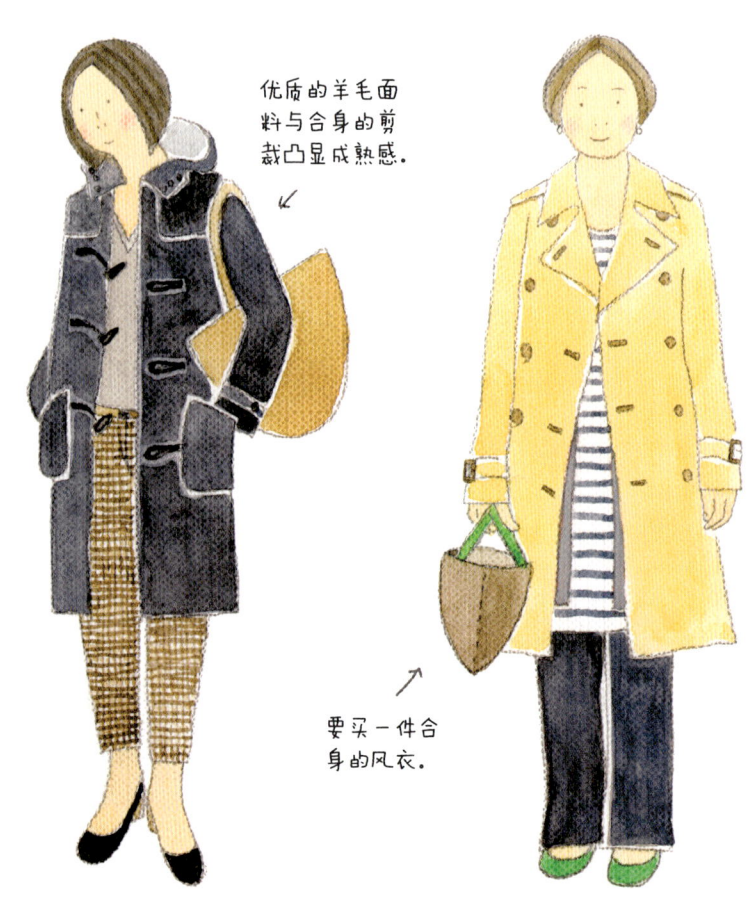

优质的羊毛面料与合身的剪裁凸显成熟感。

要买一件合身的风衣。

毛呢外套
肩部合身、线条优美的毛呢外套跟任何单品搭配都好看。

风衣
无论什么场合都适合的基本款，穿上身尽显成熟气质。

羽绒服很暖和,冬天在里面搭配一件单衣就很时尚。

刚好遮住臀部的针织外套,是春秋两季常穿的单品。

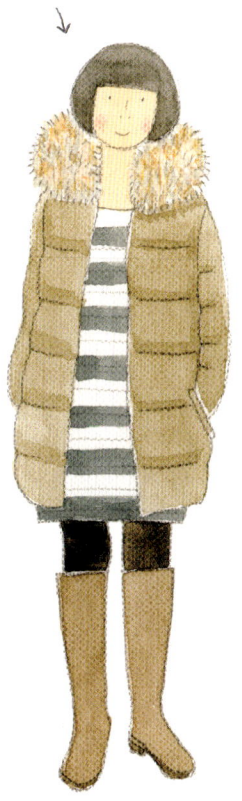

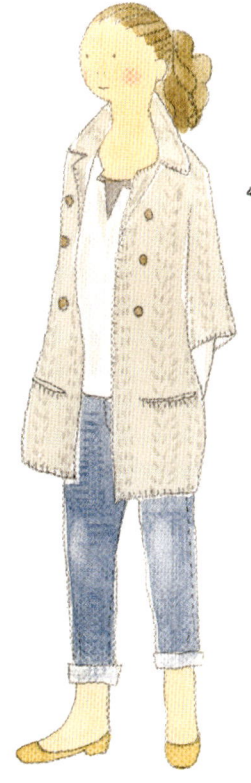

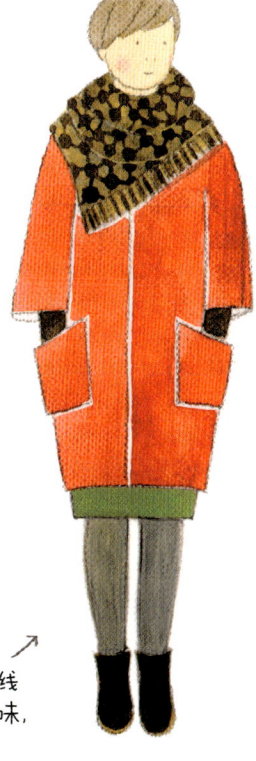

针织外套

质地柔软,穿起来很有女人味,跟牛仔裤搭配能打造甜酷风。可以选择轻薄、保暖、质量上乘的款式。

柔和圆润的线条充满女人味,很可爱。

羽绒服

丰盈的毛领,修身的款式,穿起来凸显女人的成熟感,是冬季必不可少的单品。长度到膝盖或膝盖以上的更容易搭配。

茧形大衣

古典味十足的茧形大衣,能遮盖体形的缺点,七分袖的设计让手腕看起来很纤细,整体显瘦。

休闲→优雅计划⑤

通过披肩完成转变

冬天防寒,夏天防晒,在空调房感觉凉了也可以用,披肩一年四季的出镜率都非常高。可以用不同材质、颜色和花纹的披肩打造多种风格。

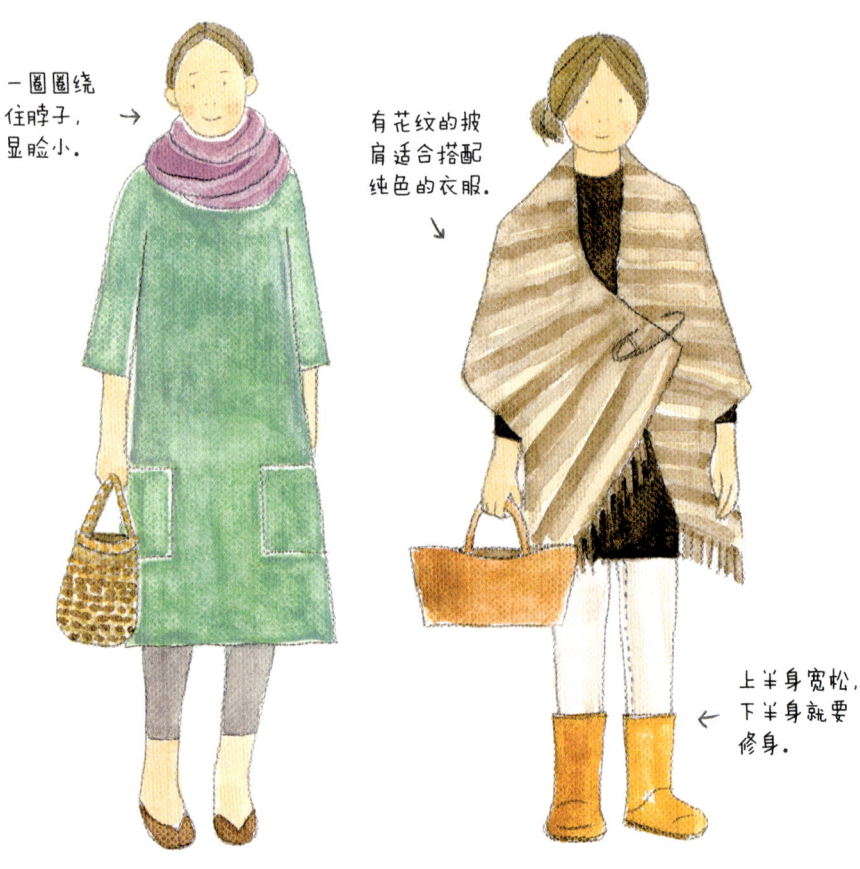

多圈戴法

穿简约款连衣裙时,将披肩一圈圈绕在脖子上显得时尚,也能摆脱路人感。用对比强烈的颜色更显活力。

斗篷戴法

将上身完全包裹起来,当作保暖外套。用大胸针做点缀。

也可以系上
一条腰带作为
点缀。
↓

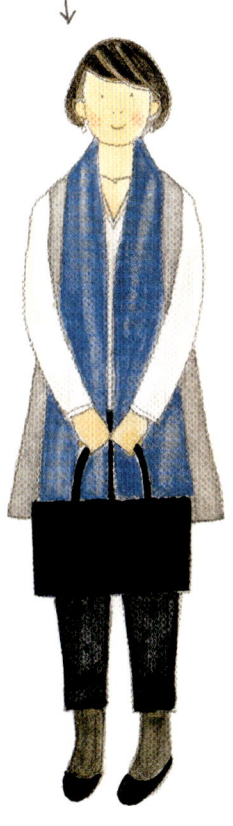

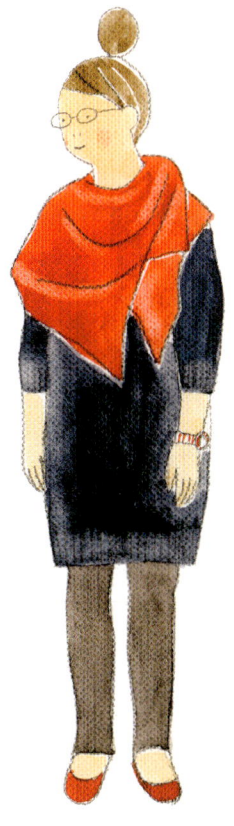

随意围一条披
肩，气质倍增。
↓

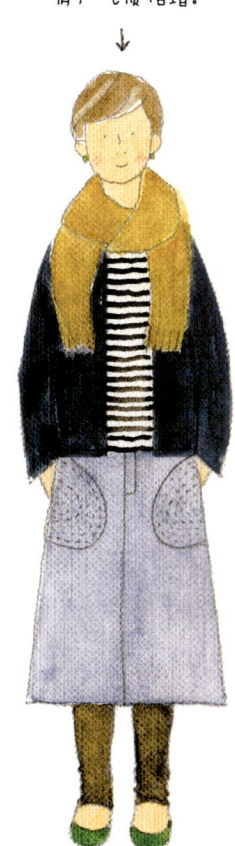

宽边戴法

明亮的颜色会让脸显得很
有气色。手表和鞋子也选
一样的颜色更协调。

↑
用红色作为对比
色显成熟。

马甲式戴法

两头垂在胸前，看起来像
穿了一件长马甲，给人温柔
优雅的印象。

单圈戴法

在脖子上简单地绕一圈，轻
松随意。长头发的人最好
把头发扎起来。

休闲→优雅计划⑥

通过发型完成转变

随着年龄增长,白发开始频频出现,发质也变得毛糙、无光泽,让人十分苦恼。真想换一个年轻五岁的发型啊。

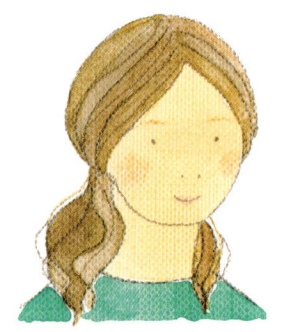

打造松散感

烫一个具有松散感和空气感的波浪卷发,巧妙地改变已经卷曲或毛糙的头发,提高时尚度。

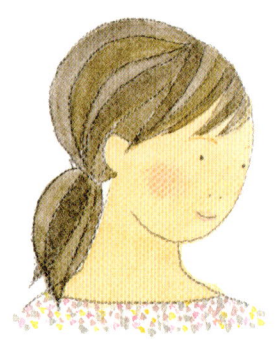

剪个刘海

积极尝试改变刘海风格吧,也许会显得很年轻。

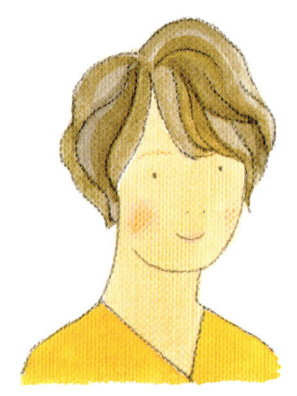

头顶要蓬松

头顶扁塌的话,看起来会比实际年龄老。可以通过修剪或用吹风机打造蓬松感。

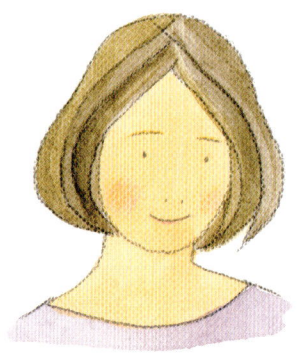

头发不分界

一直在同一个位置分界的话,头皮会变得显眼,所以最好不要分界,梳理成看不见发根的随意发型。

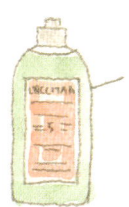 用欧舒丹的修护洗发露洗完头后,头发很滋润。我很喜欢它的味道。

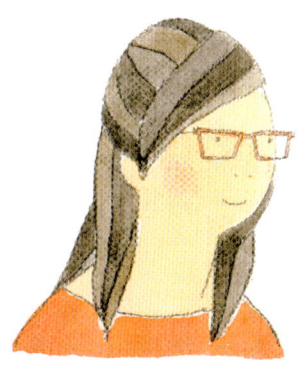

染白发

很多四十多岁的人都有白发的苦恼,尽量去美发店染发,把对头发的伤害降到最低。

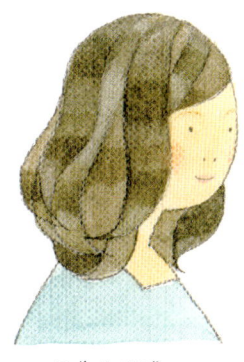

打造光泽感

用卷发棒做完造型后,头发会充满光泽。可以定期去美发店做护理,别忽视日常保养。

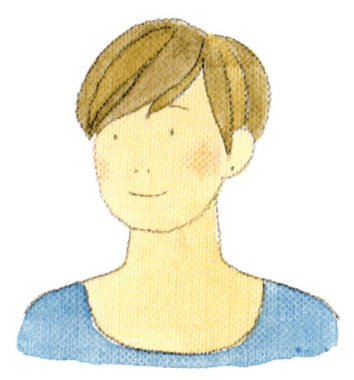

剪短发

与其留着干燥、受损的长发,不如选择利落、帅气、有成熟感的短发。

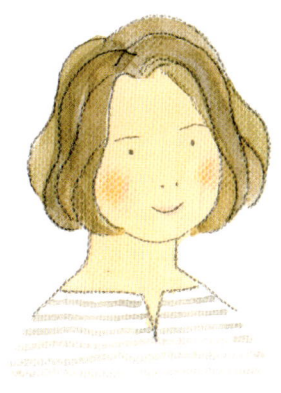

染成自然的茶色

纯黑的头发缺少柔和感和时尚感。不妨选择能让肌肤显得更年轻漂亮的颜色。

生活札记

记录想要的东西

我总有想要的东西。物欲像海浪一样，一波又一波。我习惯把自己想要的东西——从昂贵得买不起的梦中情物，到恨不得马上入手的必需品，都记在小本本上，再附上插图和价格。

有些东西暂时没办法入手，那就先写下来，这样就能非常清楚自己到底喜欢的是什么。明确自己的喜好，就能整理好心情，愉悦自己。

另外我发现，当我把想要的东西写下来之后，在逛街和上网时，与这些东西相关的信息特别容易引起我的注意。

当然，其中有些东西我可能不知不觉就掏钱买了，但对于那些非必需品，我还是会谨慎消费。

我现在想要的东西

○厄尔瓦（Erva）的蛙口包　○杜威迪嘉（Duvetica）的羽绒服

○曼黎怡（Marni）的长靴

○克什米尔羊绒针织衫　○Fs/NY的芭蕾风平底鞋　○风衣

○蒂普提克（Diptyque）的"玫瑰香调"淡香水　○极细的黄金戒指

○思琳（Céline）的托特包

第三章

新基本款衣橱

转向优雅风后,我的基本款服装也有所变化。只是稍稍改变颜色和版型,穿上身的效果就截然不同。

12种新基本款穿搭组合

适合自己体形和风格的基本款服装是最适合日常穿搭的。
以下12种单品很多人家里都有,试着用不同穿法打造独属于你的风格。

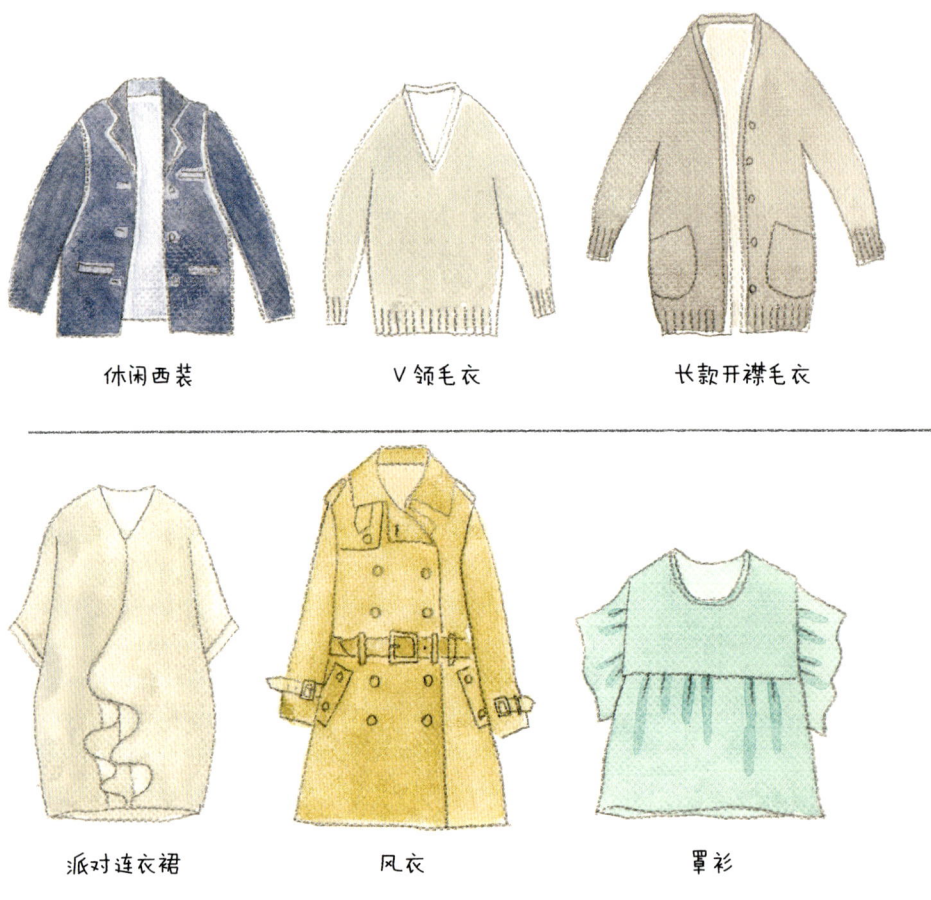

休闲西装　　　　V领毛衣　　　　长款开襟毛衣

派对连衣裙　　　风衣　　　　　　罩衫

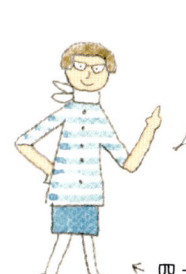

灰色、深蓝色、黑色、咖啡色的衣服比较好搭配。

← 四十岁的元气女子

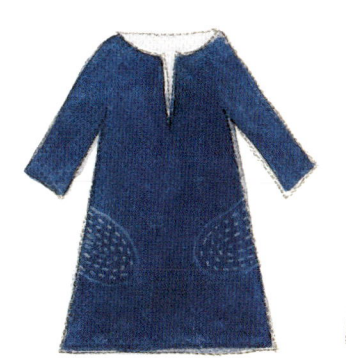
亚麻连衣裙

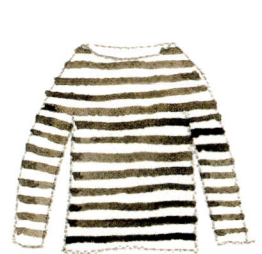
横条纹衫

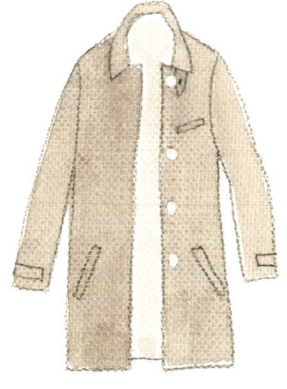
翻领大衣

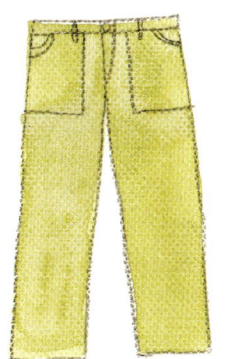
工装裤

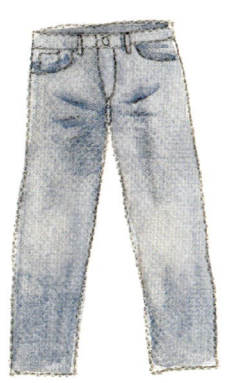
牛仔裤

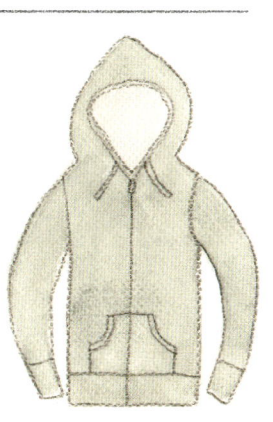
连帽衫

V 领毛衣

质地薄、适度贴身的 V 领毛衣不仅能突出胸部曲线,还能展现身体线条。用来搭配夹克或连衣裙都很适合。

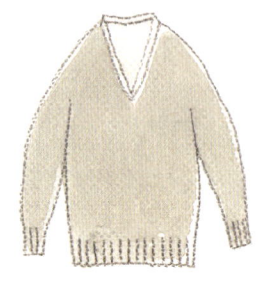

新基本款服装①

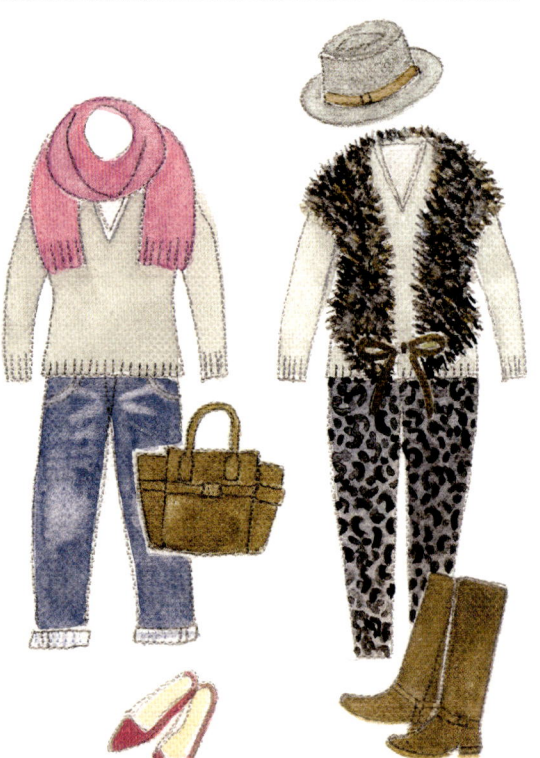

甜美帅气风
搭配温柔的粉色外套、中性阔腿裤和系带鞋。

轻松优雅风
整体穿着以雅致的低调色为主,再用对比强烈的浆果色围巾和浅口鞋点睛。

华丽酷飒风
搭配豹纹裤子和毛披肩野性十足。全身同色系搭配和谐又高级。

横条纹衫

永远的基本款，选择领口较宽的，黑白条纹不会太孩子气。

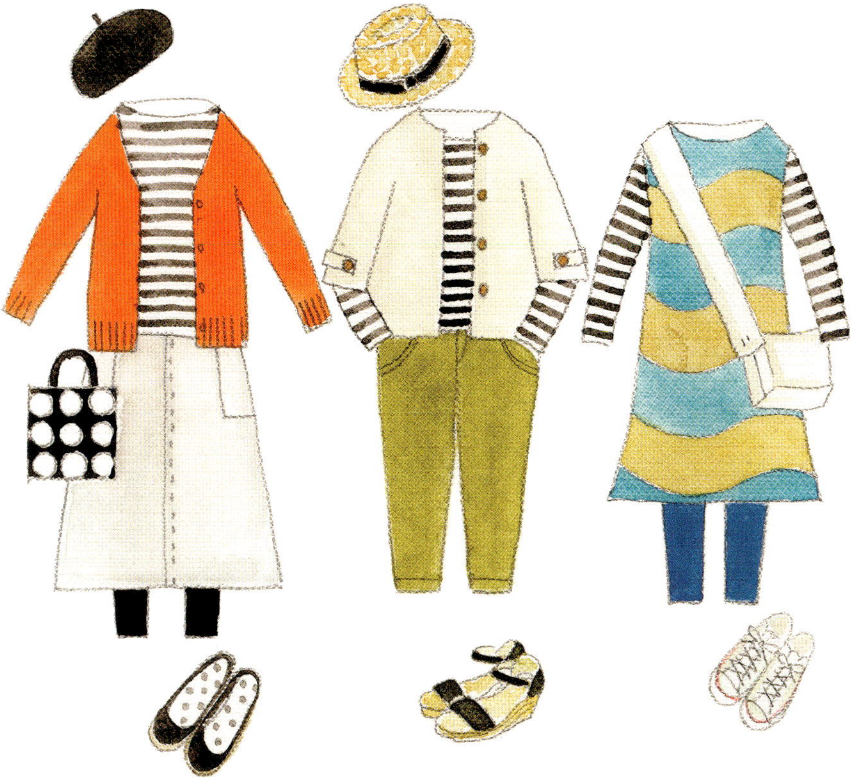

新基本款服装②

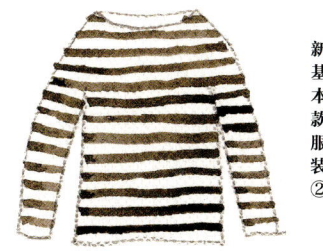

巴黎风
黑、红、白三色搭配，打造巴黎女子的时尚感。

冬季海洋风
搭配短夹克，打造秋冬季海军风。配上草编鞋更显轻盈。

大人波普风
素色条纹与鲜艳、童趣的波普风图案搭配，给人以愉快的感觉。

连帽衫

四季皆宜的实用单品。
穿起来年轻有活力。

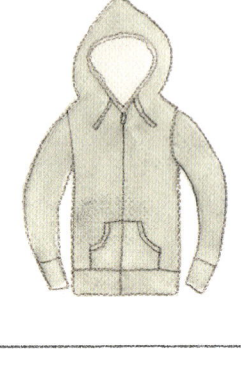

新基本款服装③

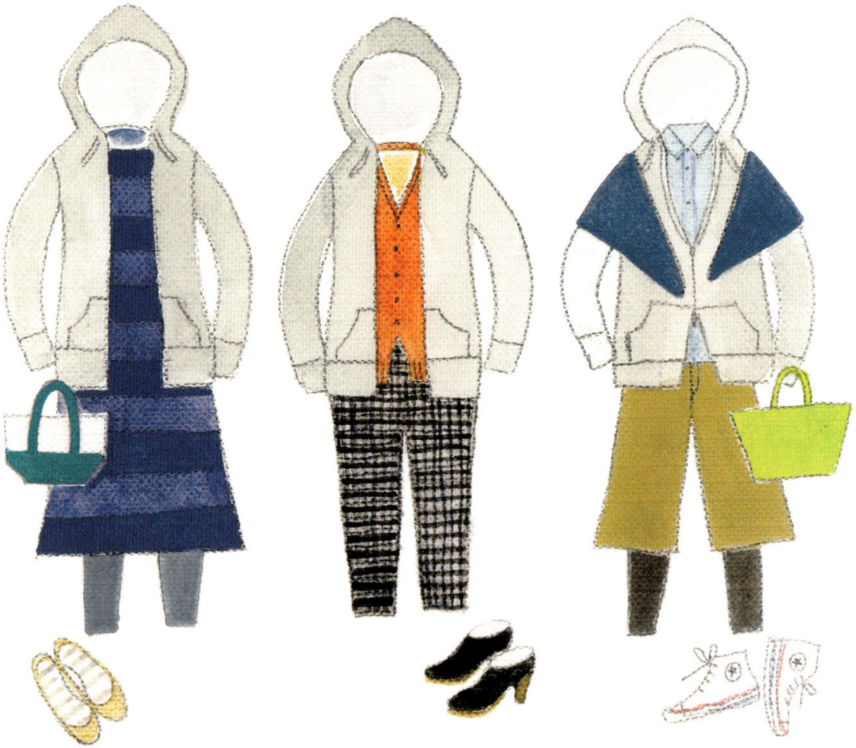

时尚一英里①风

轻便的连衣裙外面套一件连帽衫,打造不甜腻的休闲风格。

优雅随性风

中规中矩的优雅造型,套上连帽衫之后有一种成熟的随性感。

散步风

去公园散步的随意风格。搭配阔腿裤和衬衫,外面再用披肩打造出层次感。

① "一英里穿搭"来自英文"1MW"(One Mile Wear),指在家周围一英里以内的生活场景都适用的穿着,主要以休闲放松的风格为主。

休闲西装

四十岁以后,穿过于正式的衣服会显老气,因此选择质地柔软的休闲西装更能展现成熟女性的魅力。

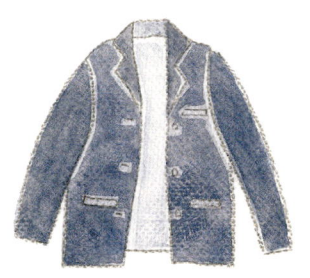

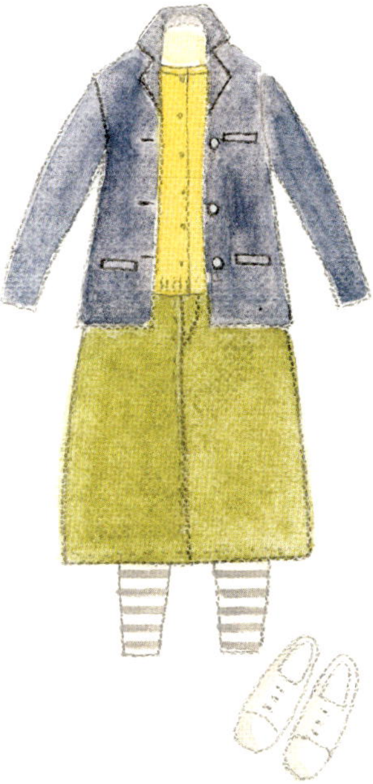

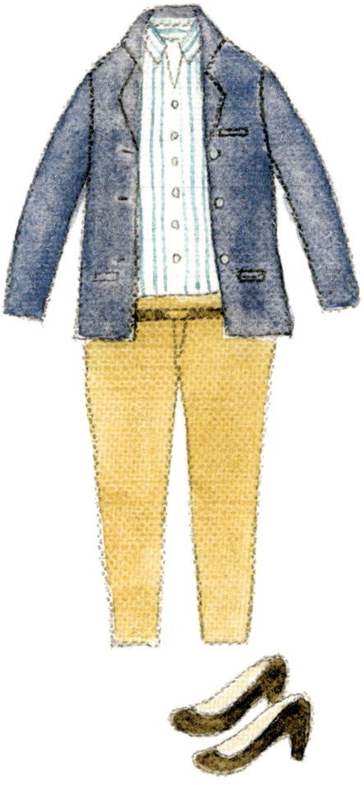

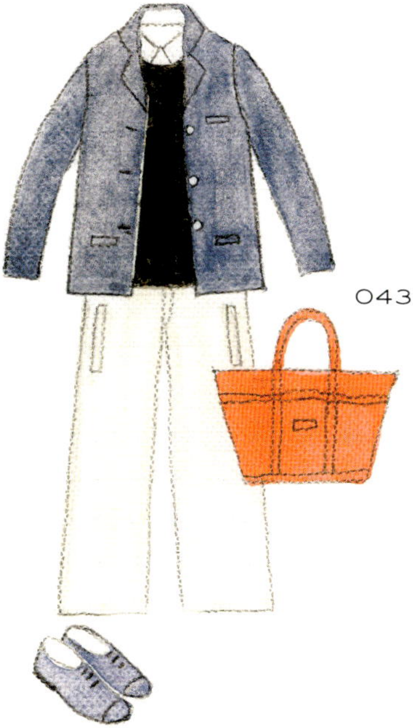

新基本款服装④

度假风
窄肩的西装外套跟宽松的下装搭配,相得益彰。

通勤风
穿在里面的条纹衬衫给人清新的印象。露出腰带更显利落。

蓝白红风
休闲西装的魅力在于,让普通的日常单品显得优雅。

长款开襟毛衣

刚好遮住臀部的长款开襟毛衣，是成熟休闲风的经典基本款。灰色非常百搭。

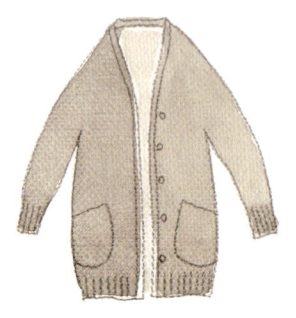

新基本款服装 ⑤

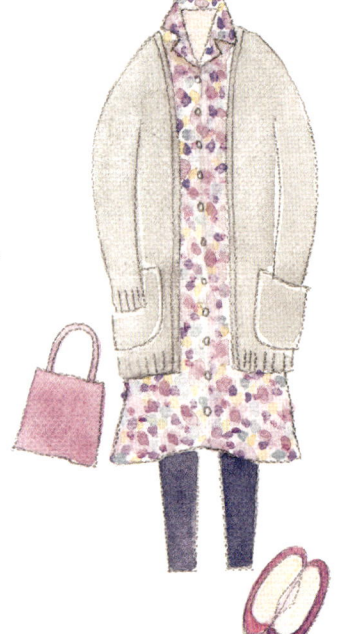
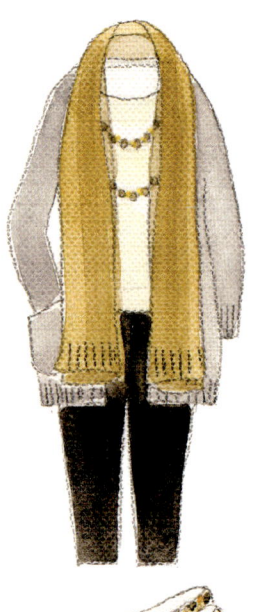
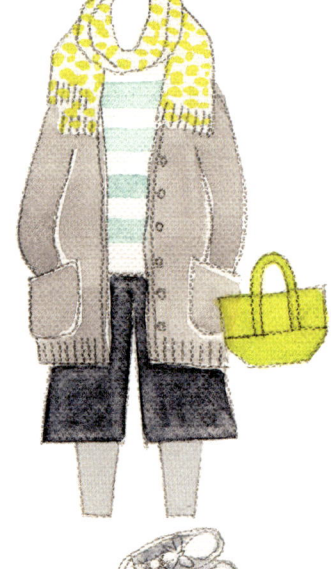

成熟甜美风

搭配开襟的印花连衣裙很有女人味。为了不让整体造型过于古典，建议搭配打底裤而不是裤袜。

帅气休闲风

搭配黑色西裤，将围巾随意垂在胸前，若隐若现的项链成为点睛之笔。

日常风

可以作为薄外套，搭配阔腿裤和围巾是很日常的装扮。

罩衫

宽松剪裁的罩衫成熟、休闲,又不失可爱。夏天单穿,春秋可以与其他衣服叠穿。

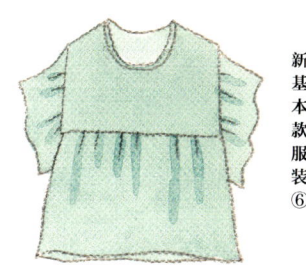

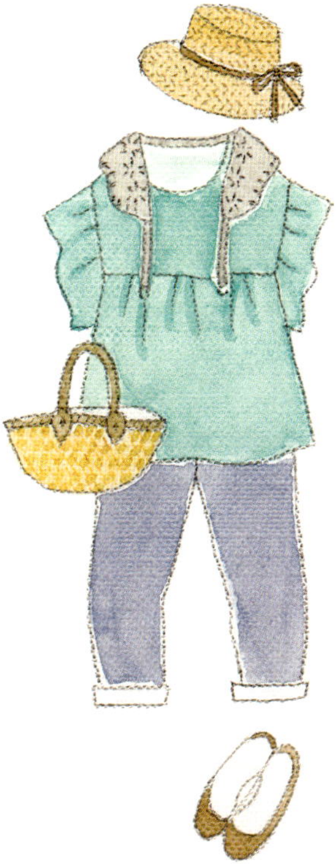

新基本款服装⑥

夏日旅行风

搭配牛仔裤、草帽、蕾丝领等可爱配饰,立刻变成夏季出游的风格。

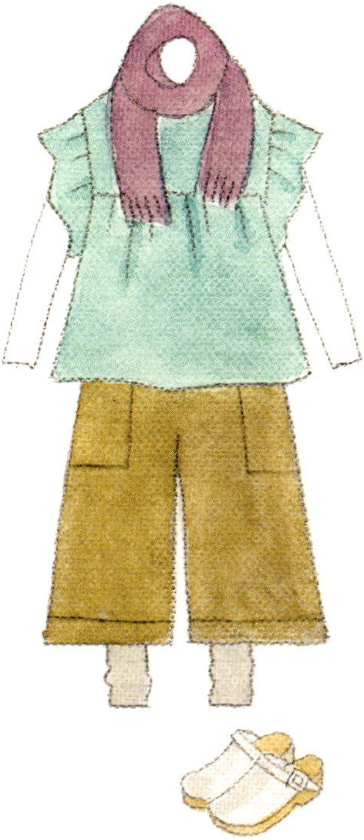

叠穿风

搭配高领衫,就算天冷了也不会压箱底,使用率超高。

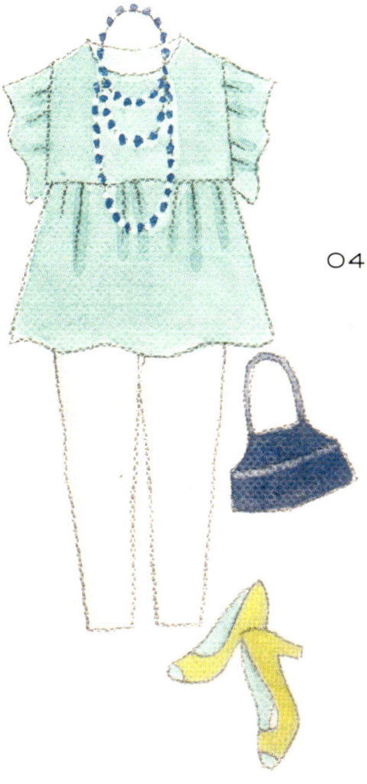

小礼服风

搭配优雅长裤、高跟鞋和长项链,罩衫立马变成能出席宴会的正式服装。

翻领大衣

经典的设计,就算年龄渐长也能穿。这种万能外套既能穿出休闲感,还能代替夹克穿出正式感。

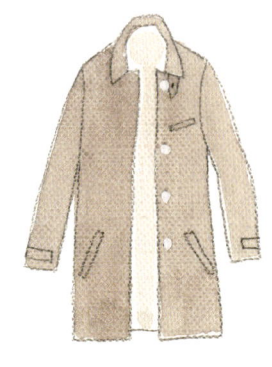

新基本款服装⑦

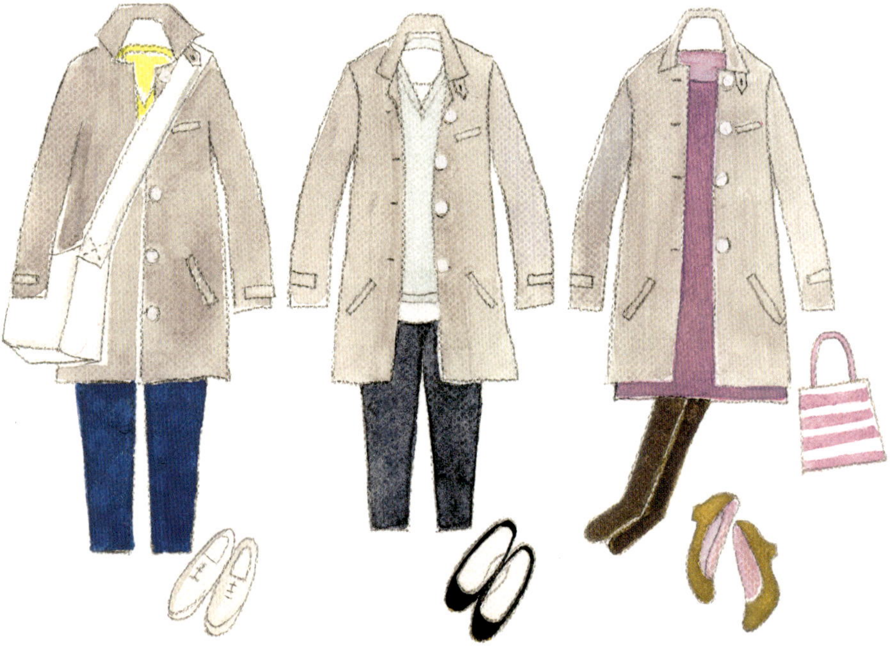

北欧风

以斜挎包为重点的休闲装扮。大衣里面的黄色若隐若现,可爱又时尚。

商务风

搭配羊绒针织衫和西裤,适合正式的商务场合。

秋色风

搭配紫色连衣裙和咖啡色裤袜,再穿上一双同色系高跟鞋,一副秋色装扮。

亚麻连衣裙

宽松的剪裁适合叠穿。只要变换一下配饰,无论是工作日还是假日都能穿。

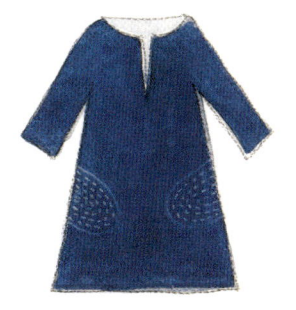

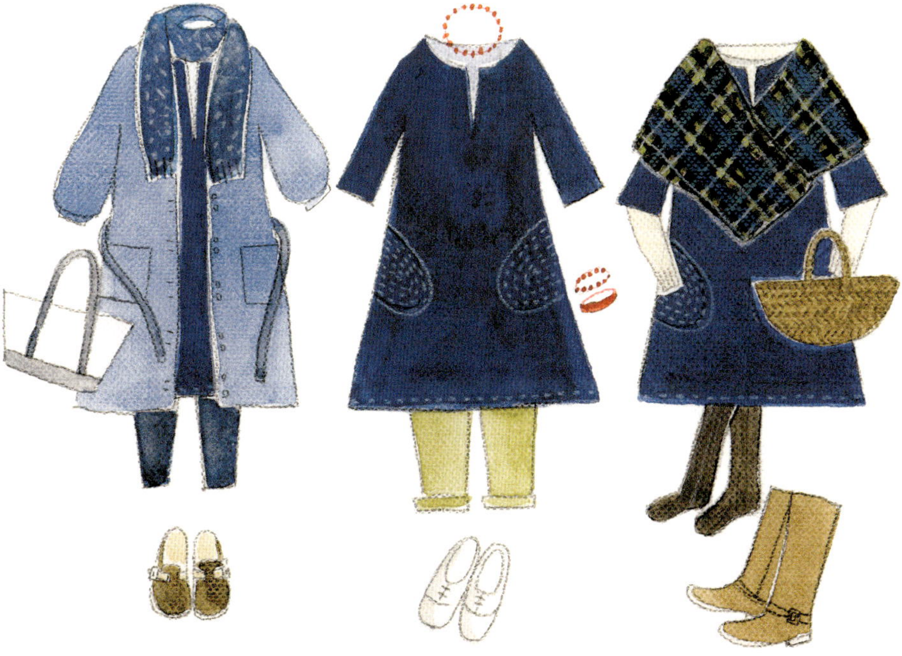

新基本款服装⑧

同色系混搭风
整体采用靛蓝色调的同色系搭配。展现各种蓝色的美。

简约民族风
搭配裤子并把裤脚卷起来。红珊瑚项链和手链是亮点。

熟龄少女感风
长筒靴和编织包的组合充满少女气息。利用大披肩增添成熟感,避免装嫩的嫌疑。

牛仔裤

无论什么时候都必须拥有一条牛仔裤,它是日常生活中的必需品。

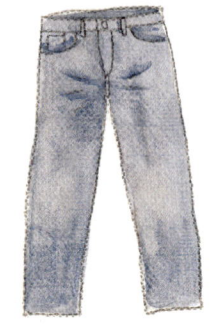

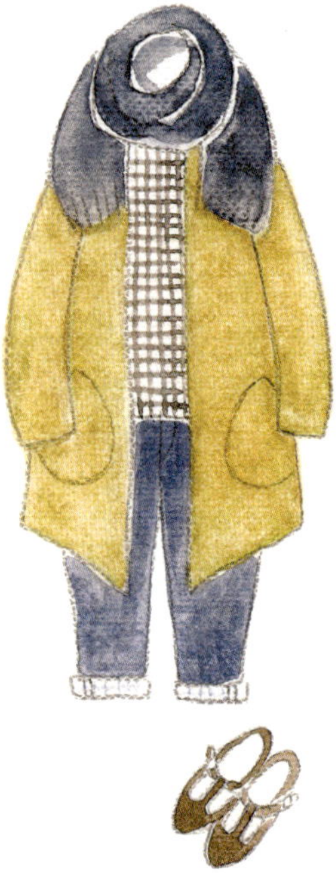

新基本款服装⑨

休闲居家风

搭配芥末色长开衫,打造简单随意的休闲居家风。再配一条围巾会增添时尚感。

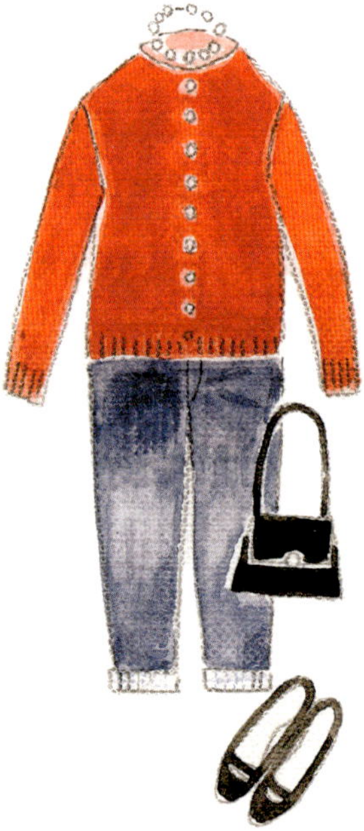

成熟古典风

搭配系扣的开襟毛衣、复古感的包和鞋,透露出成熟女人的可爱。

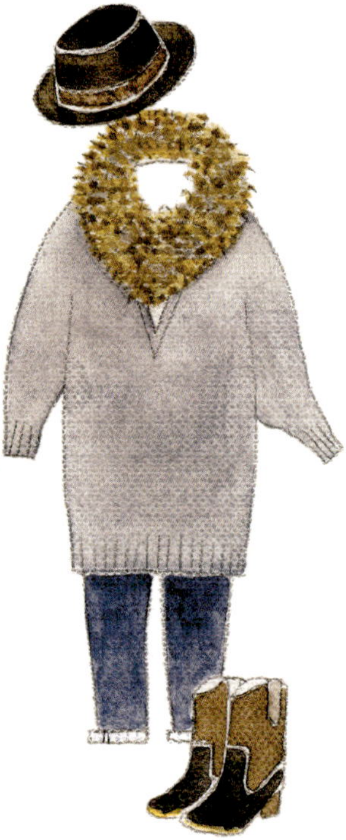

帅气休闲风

搭配充满女人味的V领长款针织衫、工装靴和礼帽,甜美与帅气并存。再围上皮毛围脖,增添成熟感。

工装裤

具有男子气的结实感和硬挺感。纯棉面料便于活动,无论是作为工作服还是日常搭配都适合。

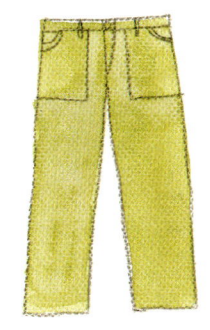

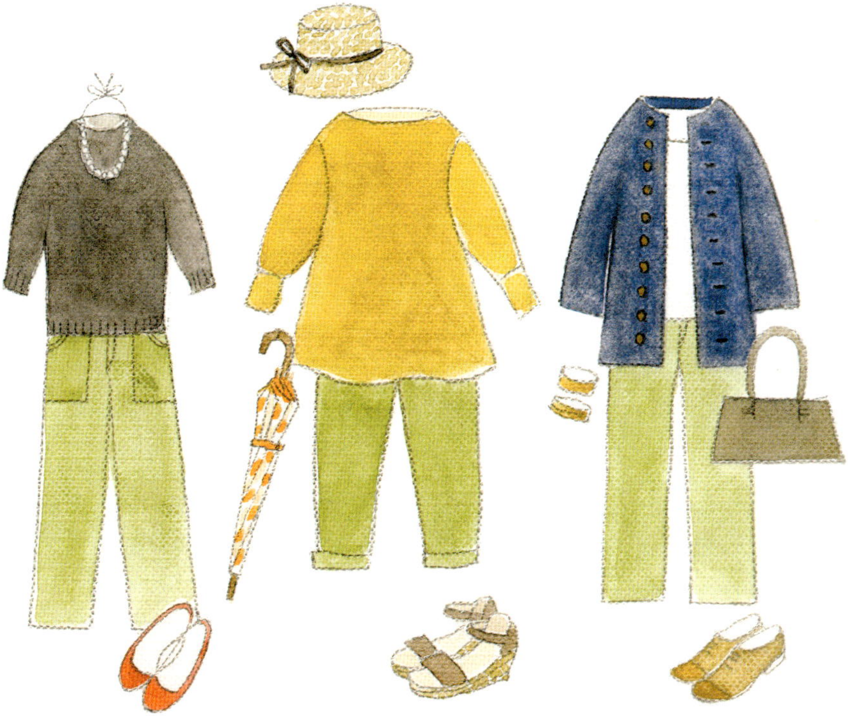

新基本款服装 ⑩

高雅风

搭配五分袖的羊绒毛衣和珍珠项链,可爱又高雅。红色芭蕾风平底鞋更添华美感。

甜美女人风

可以搭配甜美的罩衫。为了保持视觉上的平衡感,可以把裤脚稍微卷起一点,更显元气感。

正装风

搭配得体的外套,显得很有风度,最好再戴上大手镯。

风衣

为了不让自己看起来像中年女刑警,选择适合的尺码和长度非常重要。一件合适的风衣穿多久都不过时。

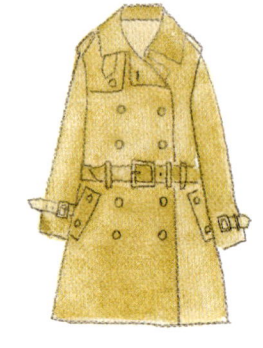

新基本款服装⑪

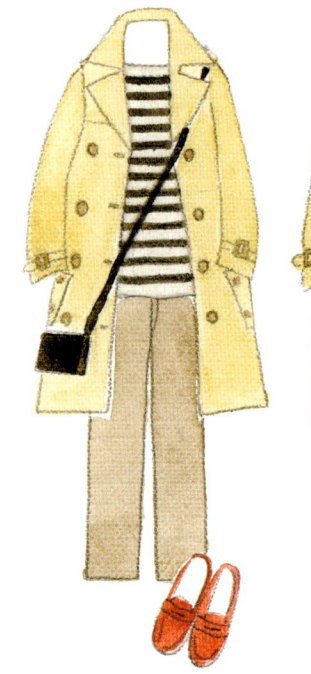
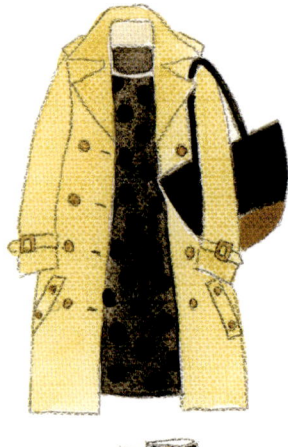
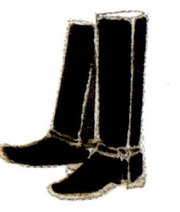
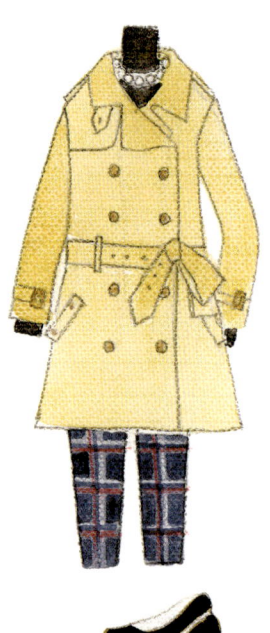

优雅休闲风

搭配条纹衫和修身裤,既休闲又优雅。斜挎小包为整体造型增添活力。

成熟可爱风

黑色和米色搭配起来很雅致,里面配上长度及膝的连衣裙显得元气十足。

酷帅英伦风

搭配优雅的格纹裤、珍珠项链和高跟鞋。穿去参加家长会也很适合。

派对连衣裙

香槟金色连衣裙,胸前的领口和褶皱设计非常优雅,尽显女性之美。尽管腰部较宽松,但因为肩膀和袖子线条清晰,所以不会显胖。

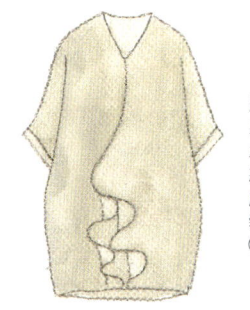

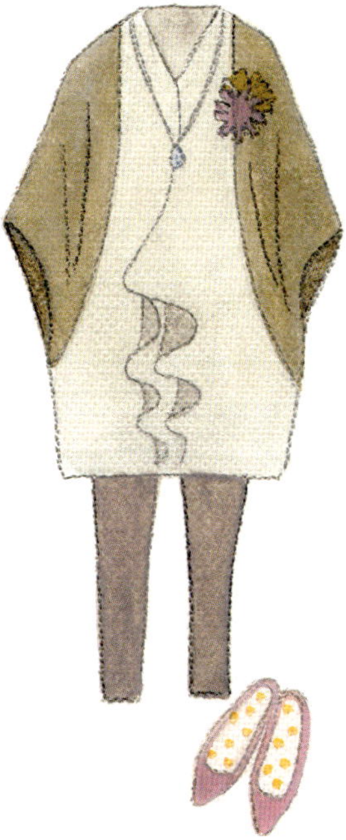

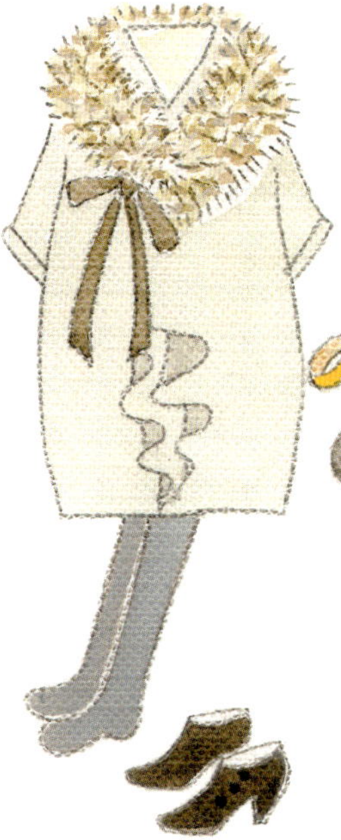

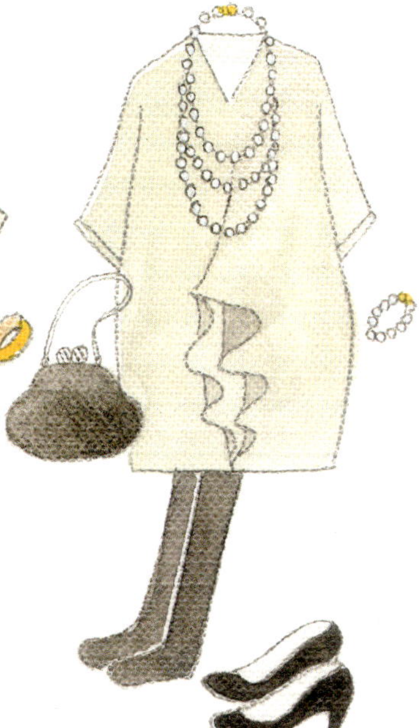

新基本款服装⑫

休闲外出风
搭配开衫和打底裤就能把派对连衣裙休闲化。没有派对的日子也可以外出穿。

优雅派对风
只需搭配一件毛皮围脖就能增添华丽感,打造名媛风。在正式场合穿很合适。

简约小礼服风
搭配物美价廉的三层珍珠项链和手链,简约且富有趣味。

生活札记

不能再穿毫无特色的衣服了

　　看小学时的照片，我穿的几乎都是米老鼠T恤，背的也都是米老鼠包。当时我觉得那样打扮很时髦，笑容里满是得意。

　　到了高中，我开始喜欢格子裙和大头鞋，经常去古着店寻宝。我在那里买过一条有米老鼠图案的腰带，自以为找到了很棒的东西。当我拿着它向一位很会打扮的同学炫耀时，对方却说："没特色！"

　　那位朋友一语点醒了我。我只是把喜欢的米老鼠系在腰上而已，这跟那些在秋叶原戴着AKB48帽子，背着背包的宅男们一样，跟时尚毫不沾边。没有个性的打扮，稍微出点差错就会显得俗气、没品味。

　　直到现在，我逛街的时候还是会被一些毫无特色的衣服所吸引，比如有瓢虫图案的连衣裙。每当这时，我就会想起那位同学的话，于是赶紧克制住购买的欲望。

事先定好全身搭配方案

根据不同场景和距离制定全身搭配方案,让衣服都有机会展示。对于那些没有搭档的衣服,就果断把它们请出衣橱吧。塞得满满的衣橱在整理后变得整洁清爽,每天挑选衣服时就会轻松许多。

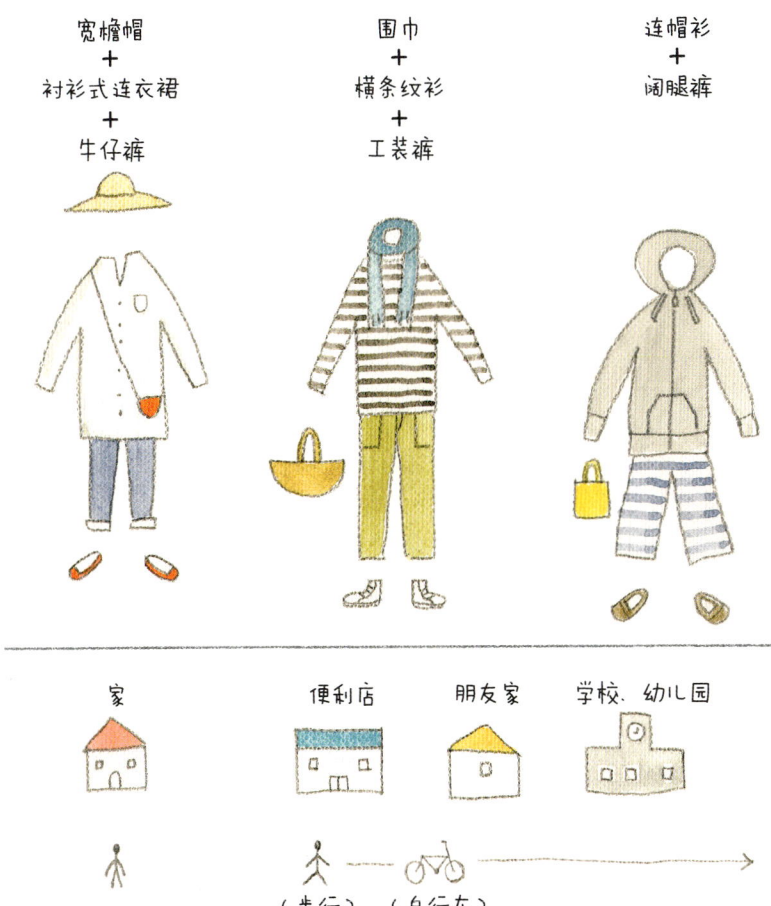

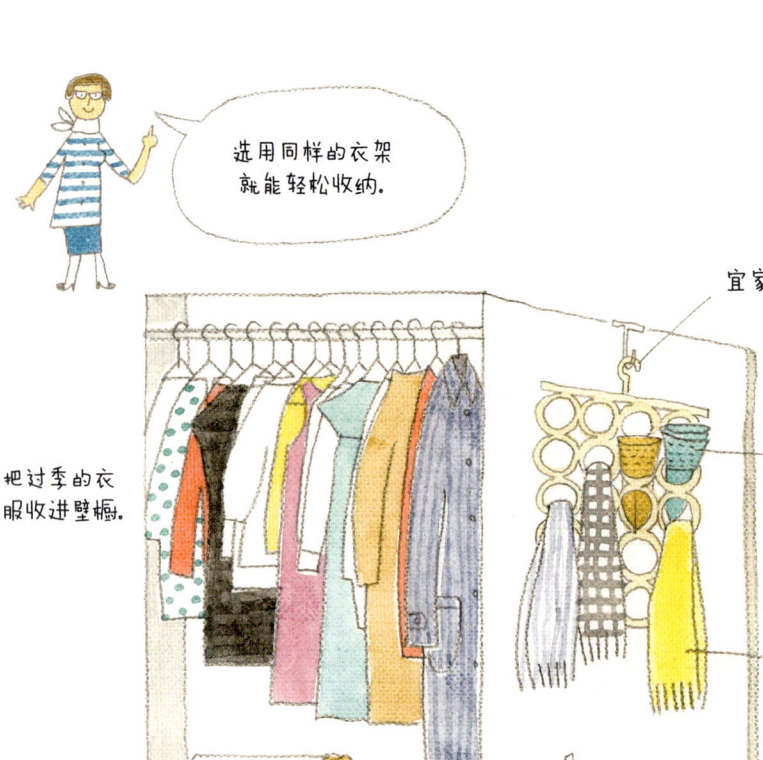

选用同样的衣架就能轻松收纳。

把过季的衣服收进壁橱。

宜家多用途衣架

帽子可折叠

围巾

利用柜门做收纳。

针织衫 上衣

裤子

打底裤 裤袜

无印良品收纳箱

鞋子 根据季节变换更换盒子里的鞋子。

把衣物放在看不见的地方就会忘记穿。最好能放在一目了然的地方。

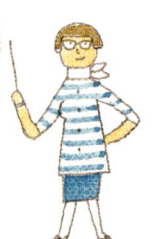

我的衣橱

衣橱塞得满满当当，却找不到衣服穿！

　　衣橱里明明有很多衣服，却总觉得没什么可穿。每天早上都在想今天穿什么好呢？或许是因为在购买时没有想好该如何搭配吧。回想一下，你的衣橱里是不是有好几件一样的条纹衫，还有一堆类似的裤子？

　　衣服虽然很多，但最后不知不觉挑出来想要穿的还是固定的那几套。

　　当初觉得方便百搭而购买的针织衫，还有因可爱而入手，却没有下装可搭的衬衫等单品，一直都没有出场的机会……

第四章

衣橱以简约为基本原则

时尚的前提是有一个整洁且一目了然的衣橱。以下是我自己的整理技巧。

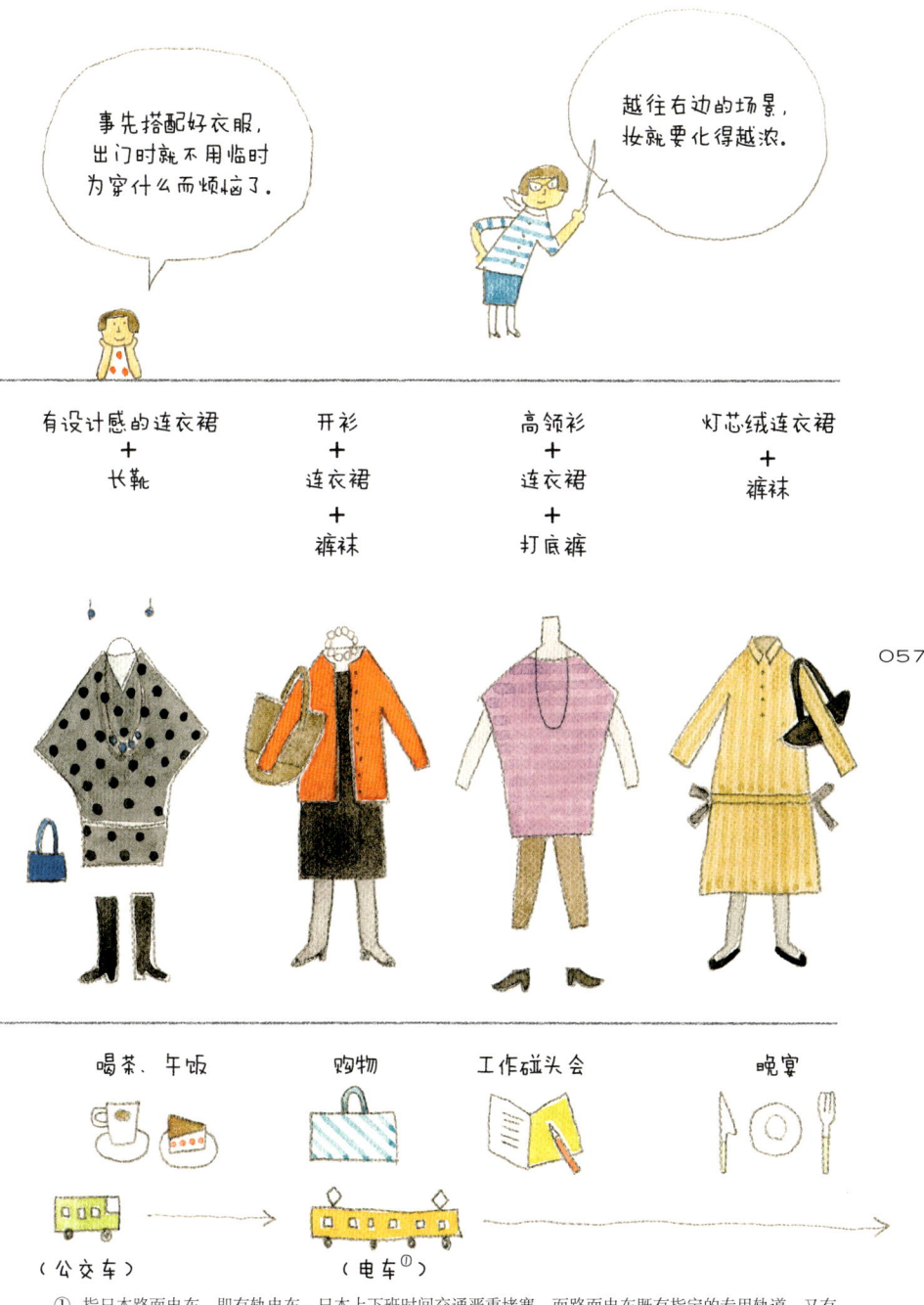

> **将穿不到的衣服处理掉**

为了小小的快乐处理掉不穿的衣服

舍不得丢掉不穿的衣服，只会让原本就不宽敞的家变得更拥挤。因此，我通常会毫不犹豫地把三年里从未穿过的和难搭配的衣服处理掉。

看起来还很新的衣服，我会送给有需要的人；没办法送人但还可以穿的衣服，就拿来当居家服或睡衣；已经旧了且带有污渍的衣服，要么做成抹布，要么果断扔掉。

我会根据衣橱容量限制衣服数量，如果衣橱已经装不下了就不再增加衣物，三年没碰过的衣服就都处理掉。三四十岁是生活方式发生巨变的时期，有的人的体形在三年里会发生非常大的变化。

每个季节只买一件新衣服，享受购物的乐趣就好。每次穿上新衣我都开心不已。清理衣橱也是为了给新的快乐腾出空间。更换衣橱里的衣服是保持时尚感的关键。

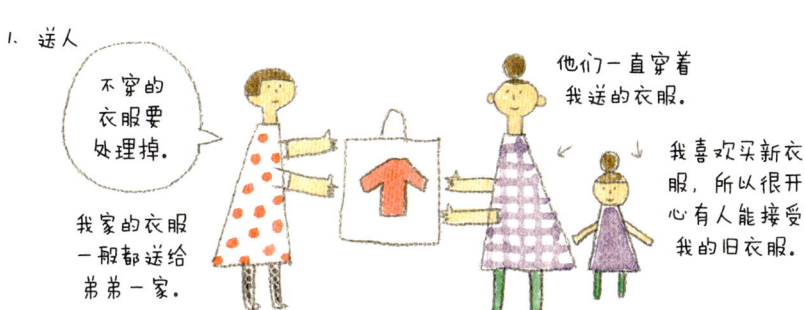
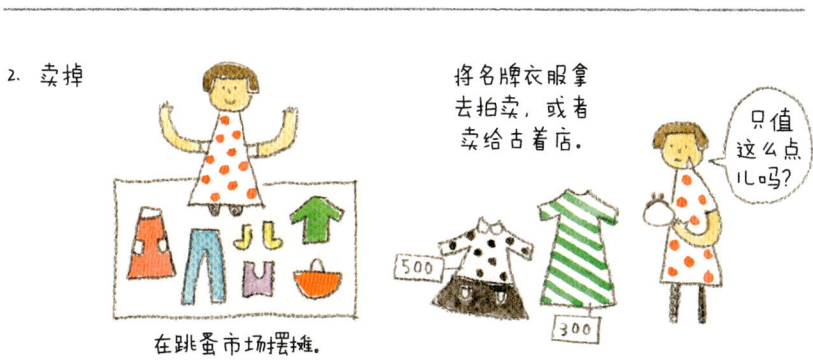
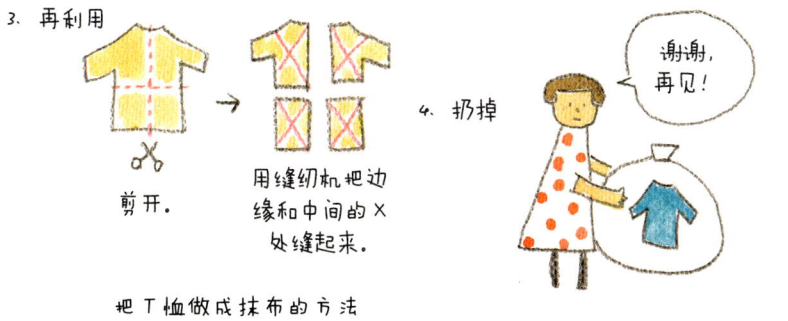

整理衣橱的四个步骤

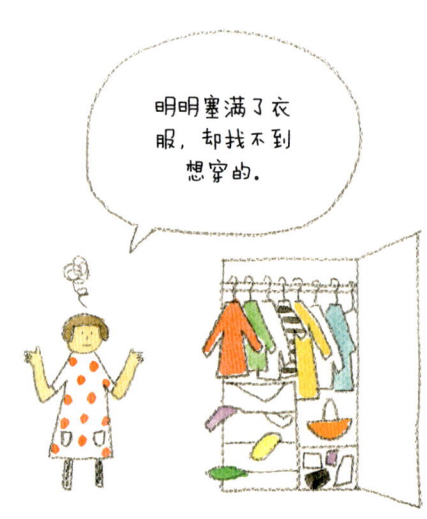

一边整理衣橱一边整理心情

年轻时我会独自旅行,在旅行途中整理自己的心情。四十岁后,我改成了一边整理衣橱一边整理心情。

对我而言,整理心情的过程就是仔细确认自己当下一个又一个的想法。如此重要的事情在整理衣橱时做最适合了。

一边整理衣服,一边在脑海中反复问自己四个问题:

· 现在我拥有多少东西?

· 哪些是需要的,哪些是不需要的?

· 特别的衣服放在哪里?

· 今后我需要的是什么?

01
现在我拥有多少东西?

首先,把衣橱清空。你会惊讶地发现,原来衣橱里竟藏了这么多东西。一口气把它们全部从里面拿出来吧。清空衣橱时,你可能会感叹自己怎么有那么多衣服,甚至会懒得整理它们。

不用担心,请耐心地一样一样整理。趁这个机会,将一年里穿过的和没穿过的衣服分开,将常穿的衣服放回衣橱,不怎么穿的则挑出来。

这样一来,衣橱里就只剩经常穿的衣服了。

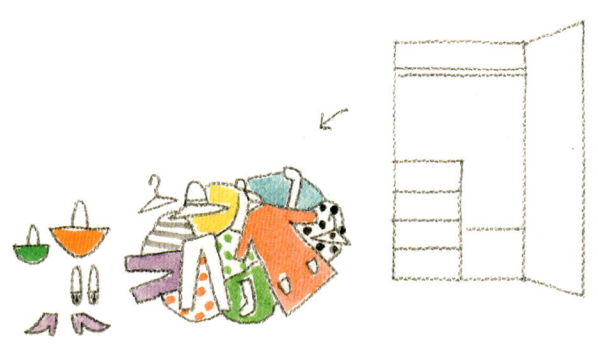

→ (寻找自我)

我是否像爆满的衣橱一样,背负着超出自身承受能力的东西?是否正执着地保留着那些毫无意义的东西?生活中,我常常把心里的困扰和烦恼放在一边,不去面对。但当我全心全意地投入到打扫和整理中时,反而能清晰地看到自己的内心。

02
哪些是需要的，哪些是不需要的？

重新整理衣橱时，我常常会发出感叹："怎么会有这么多相似的衣服？"找出真正需要的衣服，剩下的就可以处理掉。

挑出来的衣服，不要以"等瘦了再穿"之类的借口而勉强留下，坚决地处理掉吧，瘦下来以后再买新衣服岂不是更好？

你要关注的是现在会不会穿。

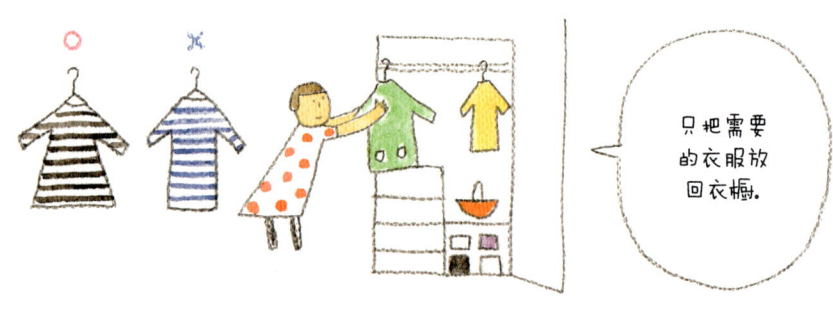

→ （寻找自我）

想分辨出什么是不需要的东西，只需要将你认为重要、喜欢的东西留下来即可。如果对象是人的话，就是指那些在生命中不可或缺、对其充满感激的人。如果是梦想或工作，那就是目前自己力所能及的事情。毕竟我们真正能做的事情不多。当我明白重要的人或物都是贵于精而不贵于多时，勇气便油然而生。

03
特别的衣服放在哪里？

把衣服放在看不到的地方很容易忘记穿,但有些衣服可以好好收起来,作为珍藏。

比如那些在特殊日子穿过的,或一见钟情购买的、具有特别回忆的衣服。这些衣服需要时不时地从衣橱里拿出来晒晒太阳,做做保养。

虽然不经常穿,但只要想到它们正安静地躺在衣橱里就觉得幸福,因为它们是我人生中的宝贝。

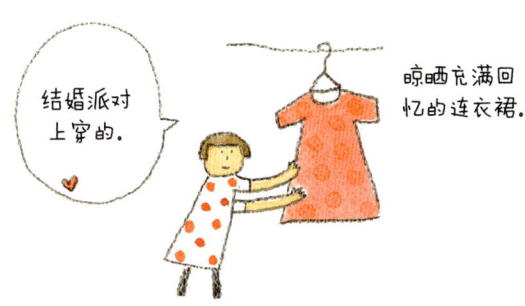

→ （寻找自我）

拥有重要的东西会让人变得强大和自信。有时候想起远方的家人、朋友和宝贵的物品时,心中就会涌起一股温柔而坚定的力量,想要继续努力下去。

04
今后我需要的是什么？

了解自己拥有什么，就能更清楚地知道缺少什么。即使有想要的衣服，如果知道在衣橱里有可以代替的，也就不会买了。

仔细看看衣橱，就能想象出未来几年自己想要穿的衣服。我现在的衣服几乎全是单色，希望未来能挑战一下色彩斑斓的连衣裙和衬衫。

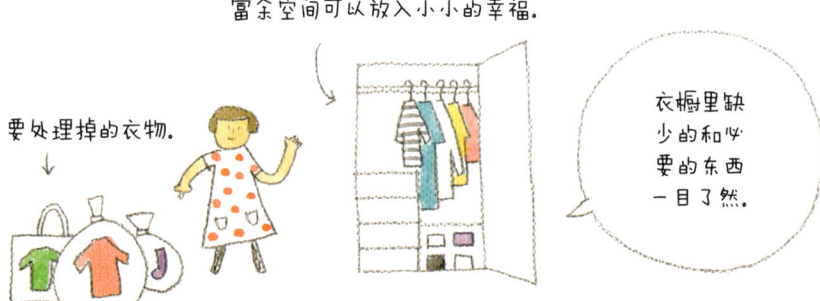

→ （寻找自我）

以后可以做那件事吗？自己想学的是什么？这样的问题，很多时候是在了解到自己的不足时才想明白的。想看到自己未来的样子，站得太近是不行的，要离远一点才能客观地审视自己。

{ 第五章 }

为你的打扮增添亮点

动物纹和鲜艳的颜色能体现出时尚感。
它们会为你的打扮增色,让着装焕然一新。

亮点 ①
用闪亮单品打造华丽装扮

休闲的打扮加入一些闪亮单品会变得华丽起来,还能体现出大人的童心。

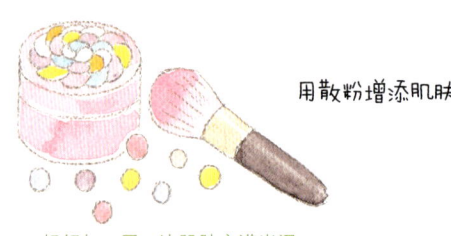

用散粉增添肌肤的通透感

轻轻扫一层,让肌肤充满光泽。

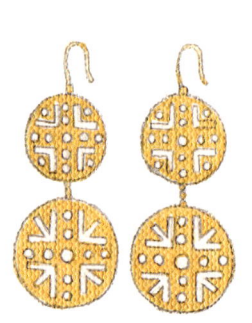

闪亮的耳环增添女人味

穿休闲装时,可以戴一些有女人味的饰品。

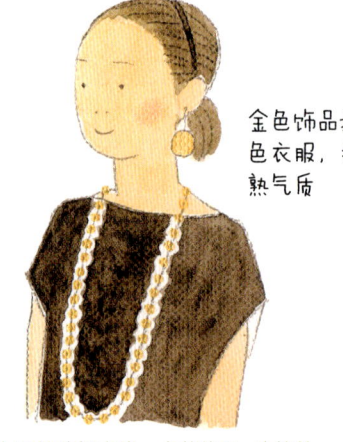

金色饰品搭配黑色衣服,打造成熟气质

大胆地选择夸张一点的饰品,让简单的着装变得富有趣味性。

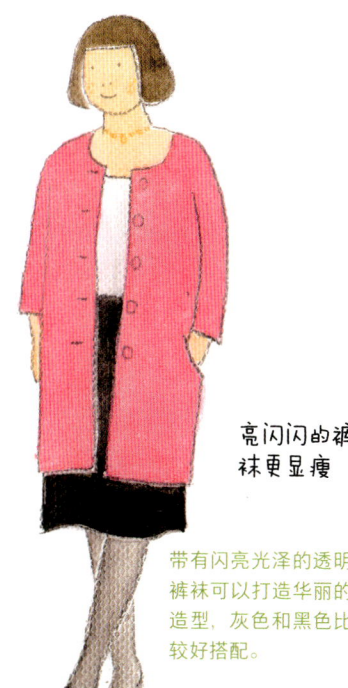

亮闪闪的裤袜更显瘦

带有闪亮光泽的透明裤袜可以打造华丽的造型,灰色和黑色比较好搭配。

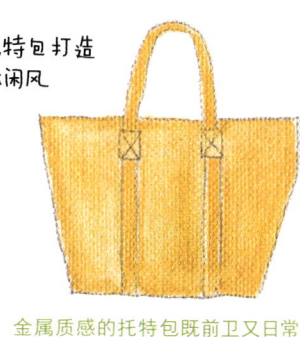

金色托特包打造成熟休闲风

金属质感的托特包既前卫又日常,适用于任何场合。

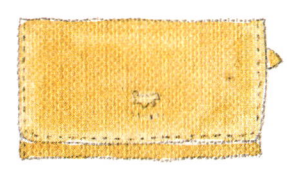

金色钱包

用柔软的真皮制成,带在身上感觉财运要来了。

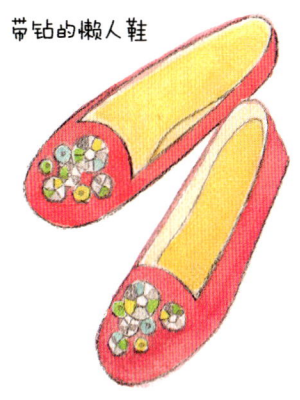

带钻的懒人鞋

鞋面镶有珍珠或钻石,每走一步都闪闪发亮。即使不是高跟鞋,穿起来也很抢眼。

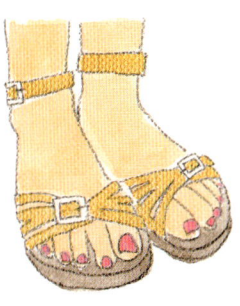

最适合夏天的金色凉鞋

想成为集聚阳光、闪闪发亮的元气女子。

将闪亮饰品自然地融入休闲装扮

随着年龄增长,我的肌肤和头发都渐渐失去了光泽,于是我开始沉迷闪亮的东西。

十几二十岁的时候,总觉得金饰是老阿姨们的专属。而如今,我已经到了适合佩戴金饰的年龄。

年轻时不适合我的大耳环、长项链和闪亮的眼影现在跟我很搭,真令人开心。有闪亮的饰品修饰脸部,看起来也更加华美动人。但不要戴太多,要不然会显得在装嫩。

为了在休闲装扮中增添当季流行的闪亮饰品,我喜欢去 H&M 和 Forever21 等快时尚品牌店寻宝。这些店里的饰品种类繁多、价格实惠,我买得非常开心,就像回到了少女时代。

🎧 大而摇曳的耳环
即使佩戴闪亮的饰品也不会让人觉得俗气。选择简约款式更显优雅。

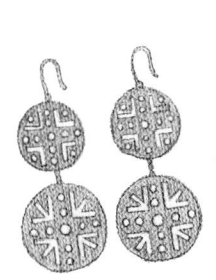
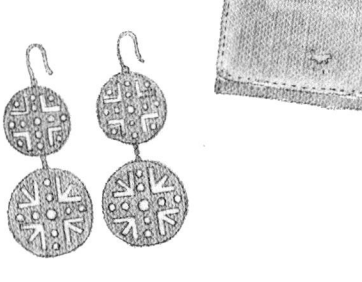

　　流行饰品即使只能戴一季也无妨，能够展现时尚风采就已经很令人高兴了（并没有特别想要吸引谁）。

　　银色、金色的包和芭蕾风平底鞋不仅能在正式场合穿，作为日常搭配也很不错，尤其是配牛仔裤和衬衫，显得清爽动人。

　　虽然真的黄金和宝石价格稍高，但如果能戴十几二十年，就物有所值。我原本想给自己每年都买一件奢华的首饰作为奖励，但考虑到实际情况，还是隔五到十年再买吧。

🌙 银色或金色的包
闪闪发光的包和任何衣服搭配都很好看。冷色调的衣服可以配银色，暖色调的可以配金色。

亮点②

小面积的动物纹提升时尚感

动物纹的衣服不好搭配,但却是提升时尚品味的强有力助手。只要在装扮中加入面积小一点的动物纹配饰,就会让人眼前一亮。

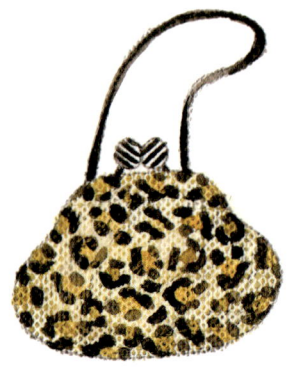

手提包

选择小尺寸或古典款式的手提包,不会太花哨,可作为日常装扮的点缀。

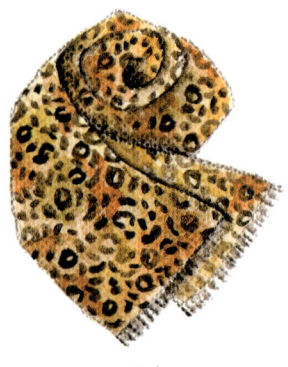

围巾

最容易搭配的单品。推荐米色系。准备一条薄的和一条厚的,可以全年使用。

胎牛皮木底鞋

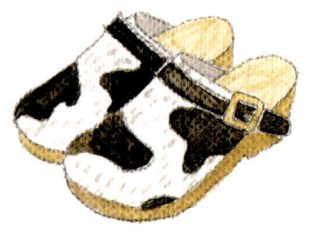

有木头的温暖感,适合搭配自然风的衣服。

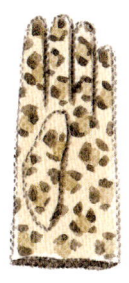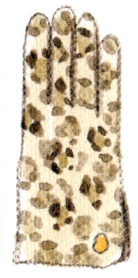

手套能成为时尚亮点,从大衣袖口里稍稍露出一点就很吸睛。

手套

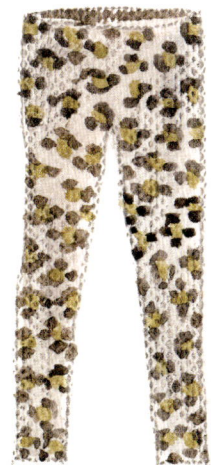

打底裤

在长裙里面穿一条打底裤,露出一点点动物纹的效果很棒。

平底鞋

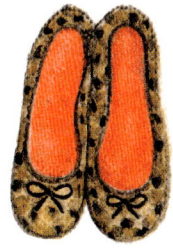

带有少女风格的平底鞋,动物纹款式更显成熟韵味。

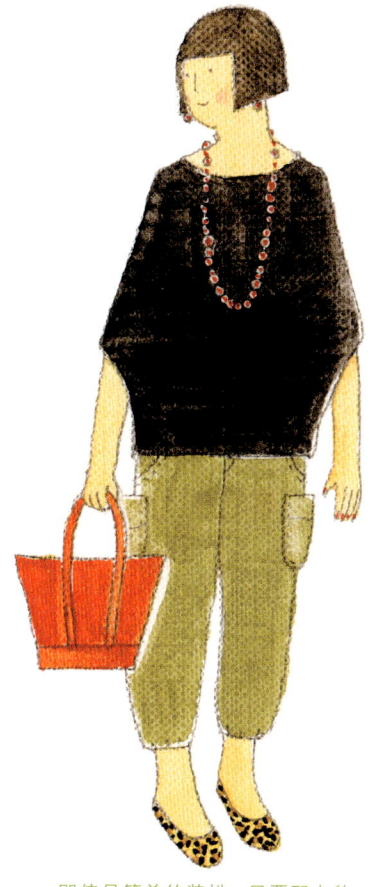

即使是简单的装扮,只要配上豹纹平底鞋就变得时尚。

材质和面积是关键

动物纹会给人狂野的感觉，如果搭配得当，就能为平日的装扮增添独特的酷帅气息。可以从浅口鞋、围巾等小配饰开始，挑战成熟又不失可爱的风格。面积小一点的灰色系豹纹图案会更容易搭配。

不要过度穿戴动物纹的衣服和首饰，比如同时穿豹纹毛衣和挎豹纹包，这么穿看起来像乡下大妈。也不要穿太裸露的豹纹衫，看上去像不良少女。记住，只有把动物纹自然地融入你的打扮，才会显得可爱。

可以在蕾丝罩衫和牛仔裤的甜美组合上配一双豹纹鞋，或在单色衣服上披一条豹纹披肩，时尚感就出来了。

◉ **豹纹衣服**

便宜的豹纹衣服很容易显俗气，因此要避免选择太薄的化纤面料。在快时尚品牌中，我推荐 ZARA 的豹纹服饰，价格实惠，款式也好看。

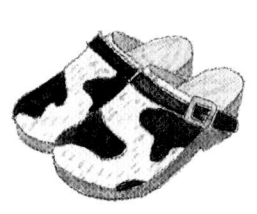
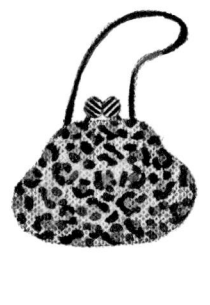

  我个人只推荐看上去有品味的黑、棕、灰豹纹，不推荐粉色和蓝色的。而斑马纹或长颈鹿纹很难搭配，最好不要买。

  这些年，我渐渐发现了毛皮小饰品的重要性，它们已经成为我冬季不可缺少的东西，比如毛皮马甲、围巾和披肩等。只要为简洁的针织连衣裙配上一些毛皮小物，就能立刻拥有优雅气质。

Léa Clément 的毛皮披肩

法国品牌 Léa Clément 的兔毛披肩，无论在休闲场合还是在正式场合穿戴都很合适。不同的系法还能呈现完全不同的风格，这一点非常棒。

亮点③

像巴黎女人一样活用鲜艳的色彩

加入色彩鲜艳的单品,不仅丰富了装扮,还让心态积极起来。我希望像巴黎女人一样轻松驾驭不同颜色的服饰。

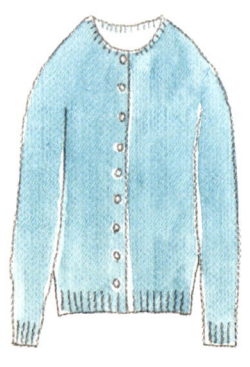

亮色开衫

成熟女性往往会优先选择暗色系的装扮,但其实亮色衣服更显年轻。比如万能亮色开衫,能瞬间提亮肤色,将人衬托得富有朝气。

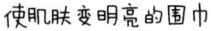

使肌肤变明亮的围巾

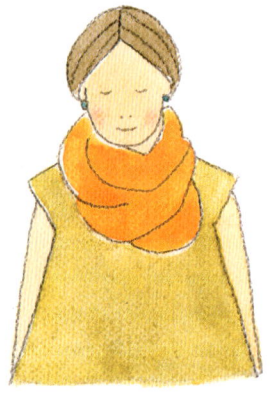

用鲜艳的围巾衬托肌肤。想找到合适的颜色,试戴是必不可少的。

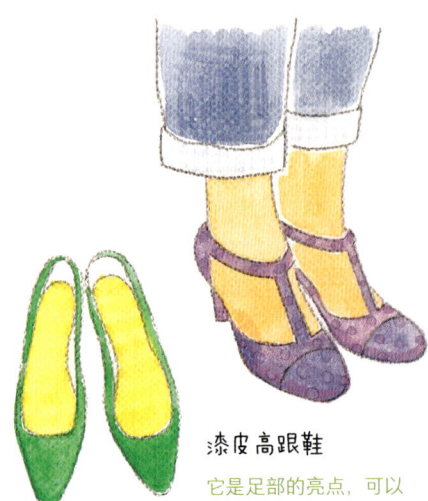

漆皮高跟鞋

它是足部的亮点,可以光脚穿,也可以搭配丝袜穿。颜色很鲜艳,最好选择简单的款式。

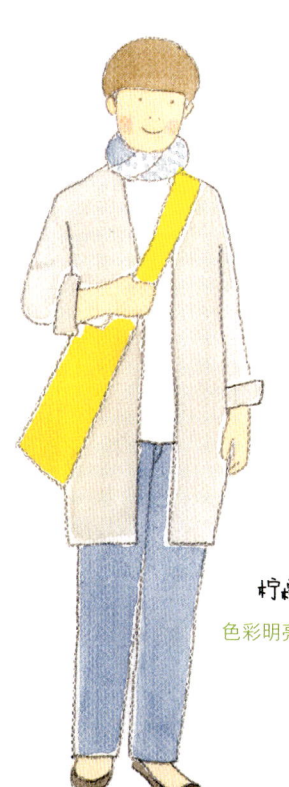

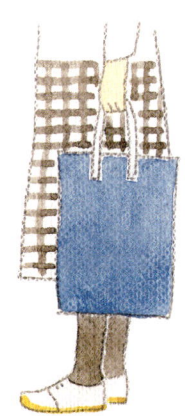

亮蓝色手提包

明亮的蓝色使你的装扮更加令人瞩目。搭配单色系衣服很好看。

柠檬黄斜挎包

色彩明亮的包是主角。

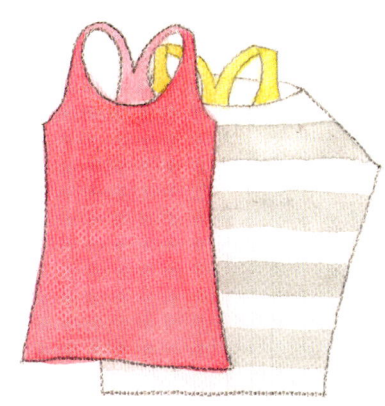

若隐若现的彩色背心

和斗篷袖T恤搭配来穿，露出来的彩色肩带是点睛之笔。建议多准备几件色彩不同的背心，方便搭配。

荧光色袜子

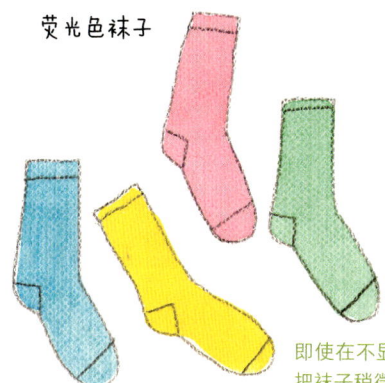

即使在不显眼的地方也要有颜色。把袜子稍微露出一点会很可爱。

鲜艳的颜色是提升时尚感的法宝

在欧洲旅行的时候,我发现从同龄人到白发苍苍的老太太,都尽情享受着绚丽缤纷的时尚打扮。鲜艳的颜色是如此充满活力,我的心情也跟着振奋起来。从那以后,我找到了穿衣打扮的乐趣。

我很喜欢法国女人的穿衣风格:简单的套装配上蓝色的贝雷帽或红色的芭蕾风平底鞋,颜色张弛有度。

我开始有意地在装扮中加入鲜艳的色彩,渐渐发现自己整个人都变得有魅力起来。

如果善于将适合自己的颜色做搭配的话,看上去会更加个性十足。

我比较喜欢的搭配是:紫色连衣裙配深棕色裤袜;灰色毛衣配蓝色围

◉ **芭蕾平底鞋**

尽管法国丽派朵(Repetto)的芭蕾平底鞋很经典,但我更喜欢 Fs/NY 的,因为它的圆形鞋头穿着更舒服,看上去也更精致。
我有红、黑、金三款颜色。

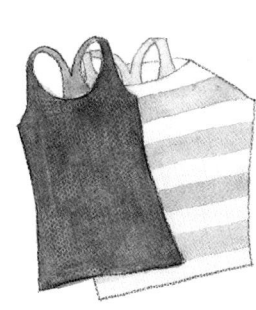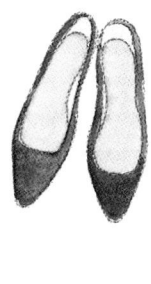

巾；黑白横条纹衫配红色饰品。

随着年龄增长，身体和脸都开始松弛，轮廓线也不那么清晰了，所以我越来越喜欢色彩鲜明的打扮。

在这里，我想推荐充满幸福感的品牌玛莉美歌（Marimekko）。它的设计不受时尚潮流左右，面料富有弹性，剪裁宽松，能很好地遮挡身体缺陷，我尤其喜欢它。

在满大街都是彩色商品的原宿，我和女儿一起为玛莉美歌的连衣裙寻找合适的打底衣和打底裤，别提有多愉快了。

玛莉美歌

芬兰设计品牌，自1951年创立以来，凭借其出色的设计和实用性，跨越国界和年代，受到全世界人们的喜爱。在北欧旅行的时候，我发现无论是小孩还是老人都穿着玛莉美歌的衣服，围着玛莉美歌的围巾，那个画面让我非常感动。

亮点④

用民族风小饰品做个性化搭配

手工制作的民族风小饰品非常适合做个性化搭配。衣服可以选择大地色系的，整体看上去比较雅致。

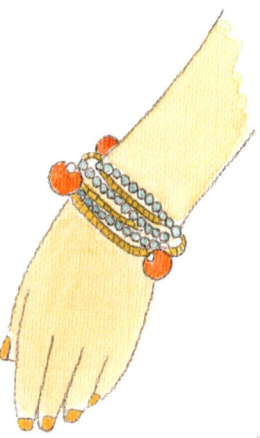

有叮叮当当的串珠和绒球的手链

充满民族特色的串珠和绒球十分抢眼。跟指甲油的颜色相呼应。

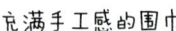

充满手工感的围巾

蓝染①的物品用得越久，色彩越有层次。尽情享受手工制品的独特魅力吧。

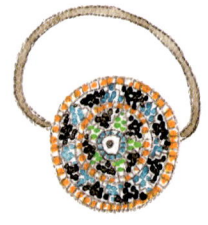

珠子发圈

充满异国风情的珠子给人细腻的感觉。女人在发饰上也是要讲究的。

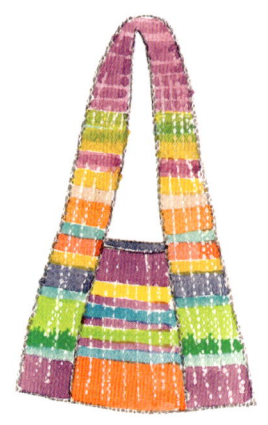

精美的刺绣瑶族包

精细的手工编织包，非常适合搭配简约牛仔风打扮。

① 中国一种古老的印染工艺，最早出现于秦汉时期。在日本，蓝染指使用蓼蓝（蓼科的植物）制作的染色物。

山葡萄藤编织包
用久了会变成米
黄色

别致的编织包搭配
简洁优雅的装扮,
显得干净得体。

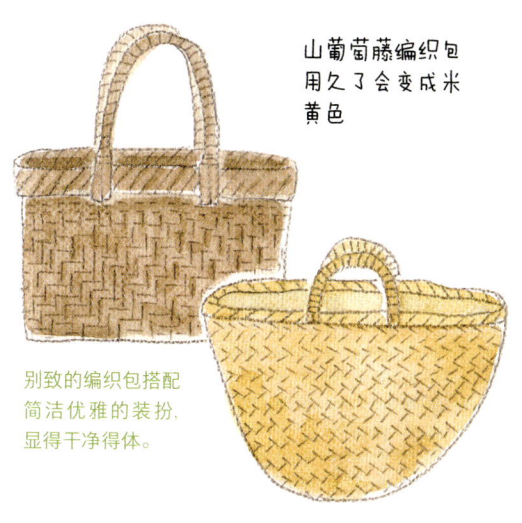

哈伦裤也可以
穿得很成熟

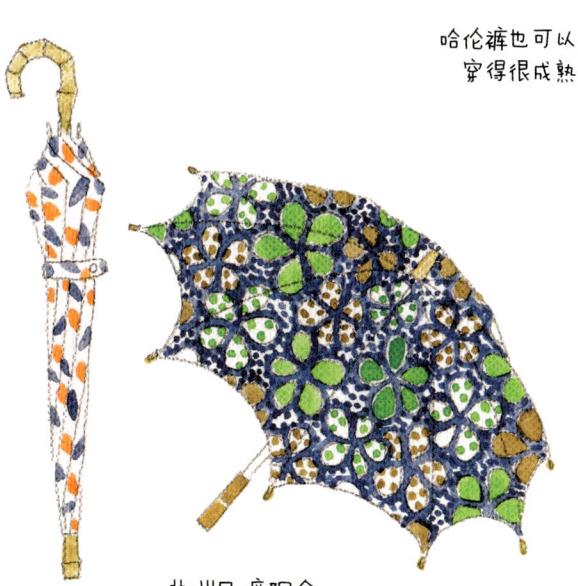

非洲风遮阳伞

绚丽多彩的怀旧印花图案使用了非洲独特的色彩。在夏日阳光下格外夺目。

里面搭配白色针织衫,
看起来清爽柔和。

将民族风小物融入日常装扮

当看到有人拿充满民族风的饰品、纺织品和染物来搭配衣服时,我都会不由得感叹:真是高级的时尚达人!

民族风的饰品都是由手工制作的,精美又充满温暖气息。然而要注意的是,这类饰品搭配不好就会给人廉价、邋遢的感觉。

最近流行的哈伦裤就是其中之一。我总担心穿起来像大象。因此我尽量选择色调优雅、简单的款式。

🌐 **哈伦裤**

这种宽松的裤子最初来源于中东。我把在老挝花了500日元(约25元人民币)买的哈伦裤拆开,研究了缝制方法,然后给自己和孩子制作了十条。它的设计很简单,只需要将三块长方形的布拼接起来就行了。

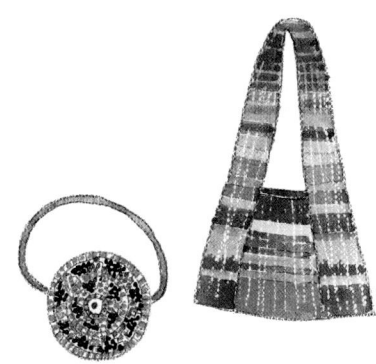

  除此之外，我还喜欢混合了亚洲风情的小物，例如瑶族和蒙古族风格的小挎包，它们是我在老挝旅游时买的，与夏季的简约牛仔风相得益彰。这些包色彩缤纷，精致的刺绣十分吸引人，我有不少朋友都很喜欢。

  为了让民族风的小物更容易融入日常装扮，最好配上大地色系的衣服。比如用靛青色或卡其色的针织上衣搭配珍珠项链或天然材料的手镯。

◉ 瑶族包

这个斜挎包是我在老挝琅勃拉邦（Luang Prabang）旅行时买的。瑶族广泛分布在东南亚北部山区，他们的刺绣工艺在日本被称为瑶族刺绣，广受赞誉。

亮点⑤

巧用平价单品，穿出元气可爱风

将价格合理的流行单品和高品质服饰混搭，成熟中透露着可爱感。不要只关注快时尚品牌，一些面向年轻人的品牌中也有很多物美价廉的东西。

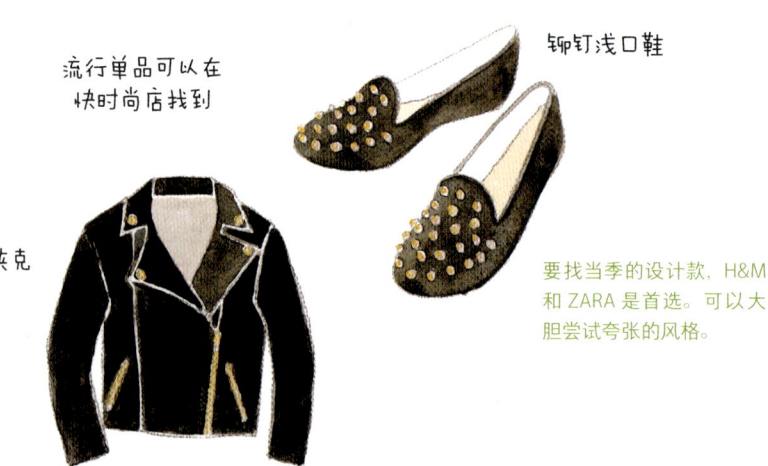

流行单品可以在快时尚店找到

铆钉浅口鞋

夹克

要找当季的设计款，H&M 和 ZARA 是首选。可以大胆尝试夸张的风格。

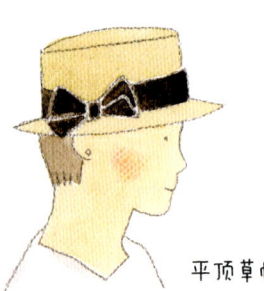

针织帽

平顶草帽

觉得装扮差点意思时，可以戴一顶帽子。在跳蚤市场等地方能淘到不少宝贝。

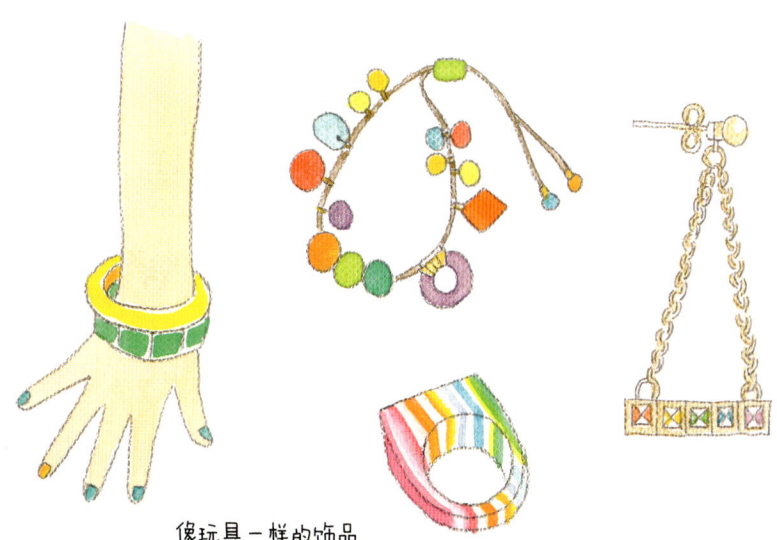

像玩具一样的饰品

保持童心的女子很喜欢可爱的饰品，Forever21 有众多选择。

每年都想换新的毛衣

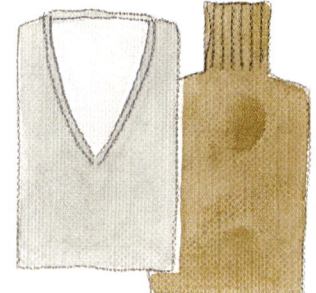

毛衣是时尚的配角，我每个季度都会去优衣库买新的。即使脏了也不觉得心疼。

作为消耗品的裤袜和打底裤

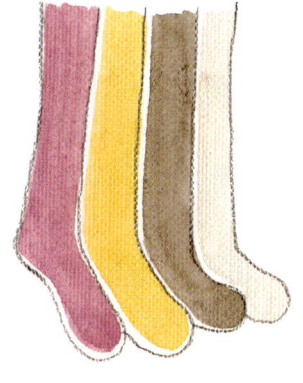
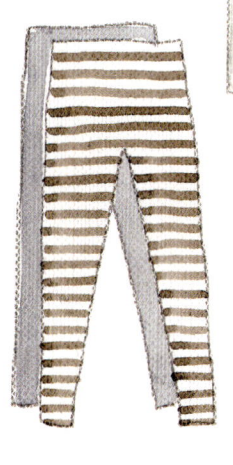

由于需要经常更换，选择性价比高的比较好。岛村(Shimamura)就有很多不同颜色和款式的裤袜和打底裤，搭配起来很方便。

充满童心的便宜单品

作为勤俭节约的关西人,我很享受淘到便宜货的感觉。我不觉得丢人,反而会很得意地向朋友炫耀:"你猜这是多少钱买的?"

即使没有要买的东西,我也会定期逛一逛快时尚店,关注潮流动向。但大多数情况下,我只会买一些搭配用的小物。

比如在优衣库买内衣,在 H&M 买不同颜色的开衫和打底裤。虽然它们看起来平平无奇,但经过搭配之后,会为着装增添有趣的元素,充满童心。

除此以外,去跳蚤市场淘货和参加一年两次的亲友特卖会[①]都是我一年中必做的事。

---

① 指品牌商家为其贵宾会员及亲友组织的特别促销活动。

◉ H&M

有不少色彩缤纷的开衫和打底裤,价格都在 2000 日元(约 100 元人民币)以内,我会买几件同款不同色的。由于该品牌货物周转率很高,因此我会定期造访店铺,巧妙利用它的资源。

第六章

四十岁之后的衣橱

过了四十岁,以前的很多衣服都不合身了,但同时另一些衣服穿起来更好看了。在选择连衣裙和裤子时,只要稍微改变一下风格,再配以合适的饰物,就能打造出元气十足的成熟女性风。

成熟风连衣裙

连衣裙可以遮盖身材缺陷,色彩和图案也十分多样,不需要复杂的搭配技巧就可以穿出风格,是强大的时尚单品。巧用小配饰便能享受搭配的乐趣。

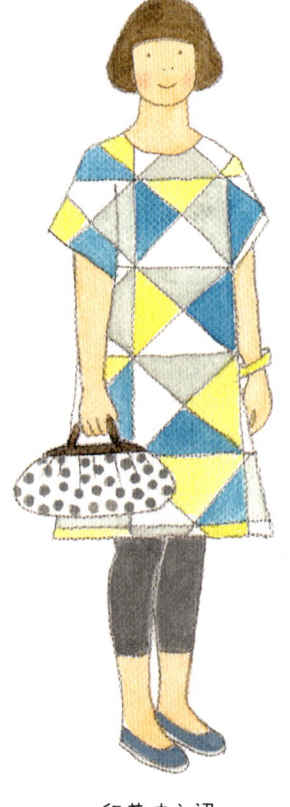

印花连衣裙
+
打底裤

柠檬黄与蓝色相间的印花很清爽,就像夏天的微风一样。灰色打底裤能起到修身效果。

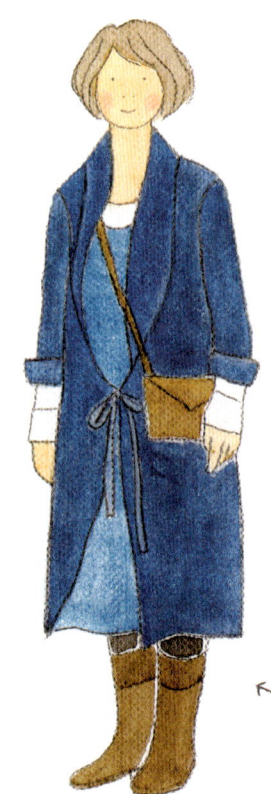

宽松连衣裙
+
连衣裙外套

天气晴朗的春秋天去公园散步的打扮。

舒适宽松的自然风连衣裙让人心情愉悦,同色系搭配更显优雅。

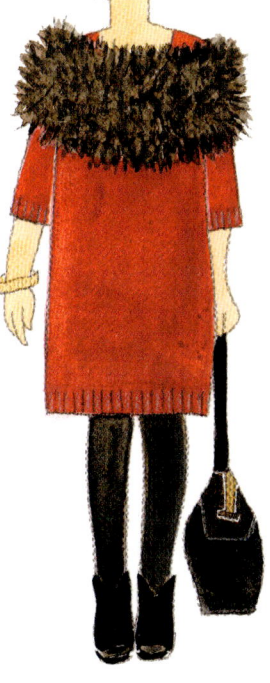

添加皮草饰品,
打造华丽风。

黑色连衣裙 + 手拿包

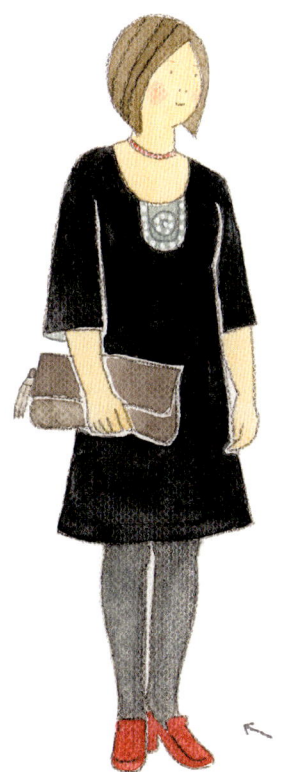

针织连衣裙 + 皮草围脖

利用针织品的柔美感和皮草的光泽感增加女人味。一秒切换到成熟的冬季装扮。

要是色彩太单调可以添加点红色,瞬间就能变得有个性。

修身剪裁的连衣裙让身形看起来更苗条,再加上红色配饰和手拿包,你就是时尚女王。

茧形连衣裙 + 彩色裤袜

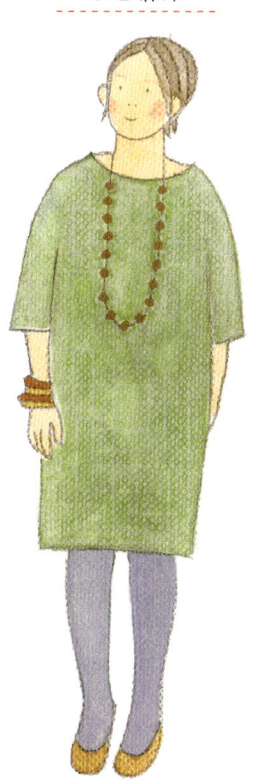

我非常喜欢舒适的茧形连衣裙,它能很好地遮盖身材缺陷。可以通过不同颜色的搭配享受雅致的时尚。

自由运用小配饰，使连衣裙风格多变

三十五岁以后，我想改变自己的穿衣风格，为了遮住小肚子，我开始经常穿连衣裙。

后来，我发现连衣裙不仅百搭，还能掩盖身材缺陷，优点很多。同一条连衣裙只要巧妙搭配围巾、打底裤、手提包、鞋子，就能变换风格，适用于不同场合。

不同的连衣裙在袖子、领子、腰线和裙摆的设计上都不一样，为了能选出适合自己的连衣裙，必须要试穿。我的胳膊比较粗，所以袖子的长度和剪裁样式对我来说很重要。

如果单穿，我会选择袖口在手肘上方约 5 厘米的裙子。比如斗蓬袖连衣裙和茧形连衣裙，它们的设计让我安心。

🎀 成熟又可爱的连衣裙穿搭

选择色调雅致的连衣裙时，适当搭配亮色配饰会让你更显光彩。对于颜色鲜艳的连衣裙，要选择素雅的披肩或打底裤来平衡视觉效果。

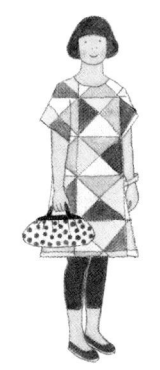

　　穿无袖或袖子较紧的连衣裙时,我一定会在外面套一件开衫。搭配开衫和小配饰的颜色也是穿连衣裙的乐趣之一,我会尽可能选择色彩鲜艳的。

　　我身高只有153厘米,身材略圆,因此我会尽量将脖子、手腕、脚踝等相对纤细的部位露出来,让自己显得修长。

　　谨慎选择那些让自己看起来过于孩子气的连衣裙,另外要记得穿有跟的鞋子,这样才可以拉长身材比例,显高显瘦。

🔹 茧形连衣裙
轮廓如蚕茧一般圆润,可爱且充满女人味。

易于搭配的裤装

搭配不同的单品,就能把裤子穿出休闲或正式的风格。依据自己的喜好享受每天的搭配乐趣。

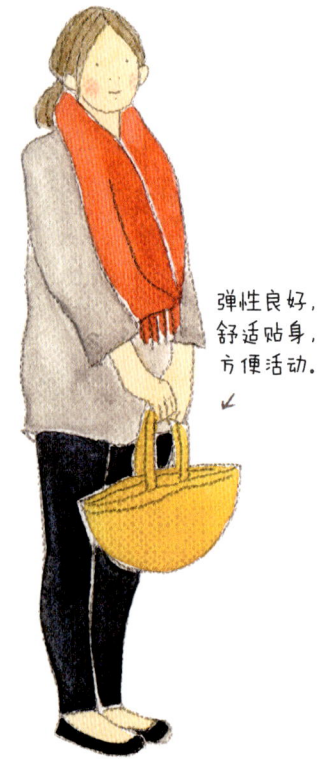

弹性良好,舒适贴身,方便活动。

铅笔裤

修身的裤子可以搭配亮色大围巾,张弛有度。

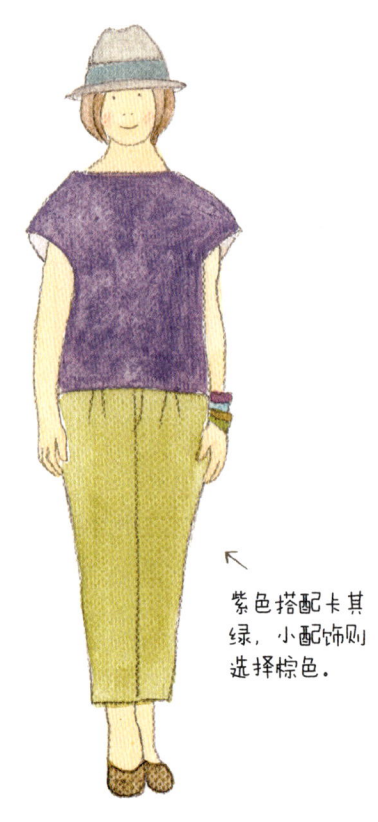

紫色搭配卡其绿,小配饰则选择棕色。

锥形裤

为了让自己看起来更高,我会戴上帽子,并注重整体搭配的纵向线条。裤子选择九分裤型,更显轻盈。

需要勇气才能穿
的印花裤子的确
非常时尚。
↓

我习惯穿宽松的上衣，
因此要搭配修身的裤子。
↓

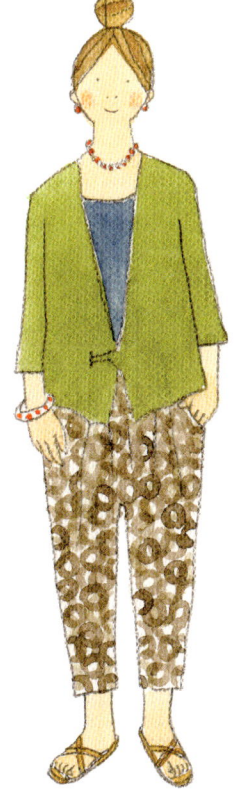

哈伦裤

穿宽松舒适的服装时，要注意露出脖子、手腕和脚踝，更显清爽。

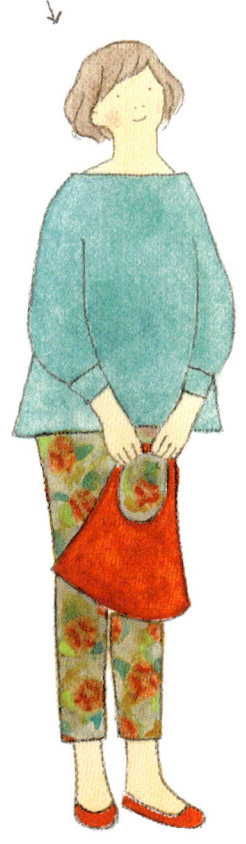

紧身印花裤

穿这种裤子时，上衣和配饰的颜色可以从印花图案中挑一种，打造视觉上的统一。

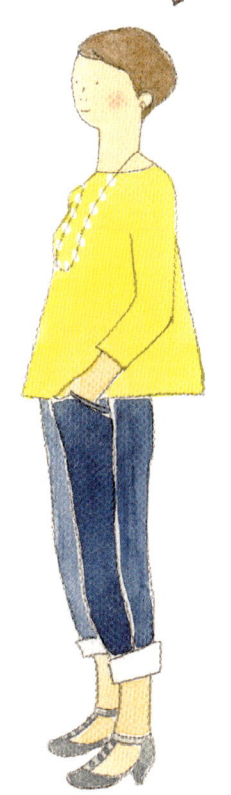

牛仔裤

简约的装扮搭配优雅的高跟鞋凸显女人味。牛仔裤卷起裤脚更具时尚感。

裤型是灵魂!保持对当季流行款的敏感

在我看来,牛仔裤是年轻和时尚的象征。每次看到穿牛仔裤的老奶奶,我都不禁感叹:"心态真年轻啊!"

怀孕期间,我因为穿不上牛仔裤而感到失落,觉得自己不再年轻了。所以一生完孩子,我就跑去买了一条能让双腿看起来修长的牛仔裤。穿上它的那一刻,我感觉重新回到了时尚圈。

最近,我找出了一条闲置三年的工装裤,发现它宽松的直筒裤型显得我又胖又矮,将缺点暴露无遗。相比之下,那种刚好遮住大腿,又能显出优美小腿线条的锥形裤更得我心。

● 锥形裤

带有褶皱的前门襟能遮盖腰部赘肉。向脚踝逐渐收紧的裤脚显腿长。搭配不同的服饰便可打造帅气休闲的风格。

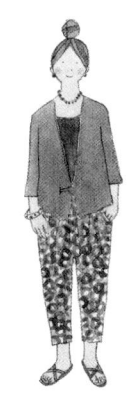

　回想起学生时代流行的喇叭裤，现在几乎没人穿了。而曾经被认为是土里土气的"卷裤脚"打扮，现在却成了时尚。流行这东西有时候真是不可思议啊。

　牛仔裤、休闲裤、工装裤等经久不衰的搭配单品，裤型变化非常快。我认为女人不宜过分追求流行，但也不要一味地固守年轻时的风格。多关心一下时尚趋势，及时更新着装吧！

● 卷裤脚

不知不觉间，把牛仔裤脚卷起来已经成为时尚潮流。将裤脚卷到略高于脚踝，露出小腿最纤细的部分，看起来很清爽。

用了超过十年的物品

我从衣橱里找出了一些用了超过十年的物品,虽然看起来没什么特别,但对我来说却非常珍贵。

Yuri Park 贝雷帽

"Yuri Park & Maco e Ippo" 的贝雷帽使用上乘材料,每一顶都经过精心的手工制作,戴多少年都不过时。

Ebagos 篮子包

使用柔软的袋鼠皮并巧妙融入了藤编和皮毛的装饰。不同材质的组合给人耳目一新的感觉。

红色点点指甲油

我十多岁时看了一部法国电影叫《坏血》,女主角朱丽叶·比诺什涂的指甲油很可爱,从那之后我一直模仿她涂红色的指甲油。

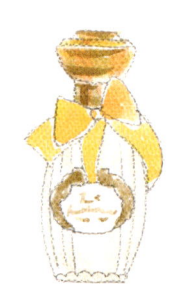

安霓可·古特尔香水

我喜欢"忍冬"的香味。前调是柑橘,中调是花香。

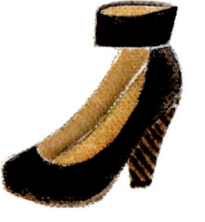

Chie Mihara 高跟鞋

这款高跟鞋一天穿下来都不会脚痛。圆润的鞋头和猫爪一样的鞋跟十分可爱。

我喜欢把牛仔外套的领子立起来，显得有女人味。

娃娃头
我喜欢像小木偶一样的娃娃头。永远的女孩子形象。

爱马仕 Harnais 腕表
我三十岁时送给自己的礼物。

玛莉美歌托特包
一开始我拿它当"妈妈包"，现在日常出行也会带它。

黑色芭蕾风平底鞋，日常不可缺少的搭配单品。

kapital 牛仔外套
经典的大口袋设计带有一丝俏皮，我每年春秋天都会穿。

今后也请相伴！用了十年以上的物品

我试着在衣橱里找出用了十年以上的物品。令我惊讶的是，那些当初觉得"就是它了"而买下的东西，结果并没有用太久；反而是一些不经意间遇到的物品陪伴了我那么多年。比如，Yuri Park 的贝雷帽是在折扣店买的，玛莉美歌的托特包则是在瑞典旅行时买的。

我并不是一直留着娃娃头，只是在尝试过各种发型之后，最终觉得它最适合我，不仅好搭配衣服，还方便打理。Chie Mihara 的高跟鞋也是如此，非常合我脚形。由于我的拇趾是上翘的，所以只有稍微鼓起来一些的鞋头穿着才舒服。我找了十多年，发现只有 Chie Mihara 最合我意。像这样符合我体形和习惯并一直在用的物品其实还有很多。

● 奥特莱斯

我每年回家两次，每次都特别期待能去奥特莱斯。我的目标是当季的帽子、饰品、鞋子等小物件。在我经常去的大阪临空精品奥特莱斯，有一家叫 Dansk 的北欧餐厨用品店，我常常在那儿不知不觉地就买了很多锅和玻璃器皿。

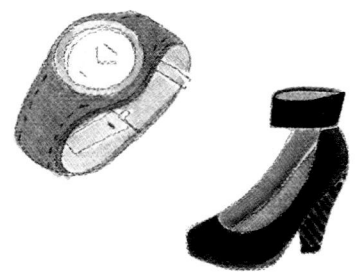

  我总结了一下，这些物品有一些共同点，比如：设计经典，经得起时间考验；坚固耐用；每次用都能给我带来新鲜感；触感很好，用起来舒服；和我个性吻合，怎么用都不腻。

  年轻时，我总喜欢买杂志上刊登的"优质经典产品"。然而那些物品并没有成为我的长期伙伴。这一点，我直到最近才深有体会。

  而那些被我用了超过十年的爱物，虽然跟我之间没有令人动容的故事，也没有热恋的滋味，但对我来说它们不可或缺，会一直待在我的衣橱里。

● Chie Mihara

这是巴西日裔设计师 Chie Mihara 在西班牙一手创立的皮鞋品牌。符合人体工学，舒适且时尚感十足。

定制独一无二的珠宝

改款前

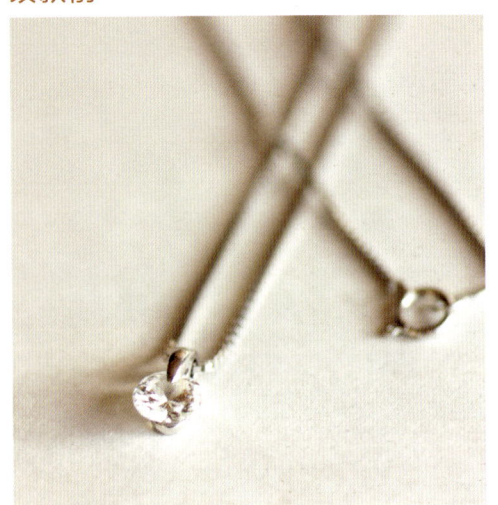

我把母亲送给我的钻石项链拿去改成了适合日常佩戴的休闲款式。

原本的设计很简约,但铂金链条太粗了,显得很老气,所以我一直把它收在衣橱的首饰盒里。

我请珠宝品牌"Ryui"帮忙改款
- 能戴上二三十年的简约款式
- 可以天天戴
- 有三种变换长度的方式

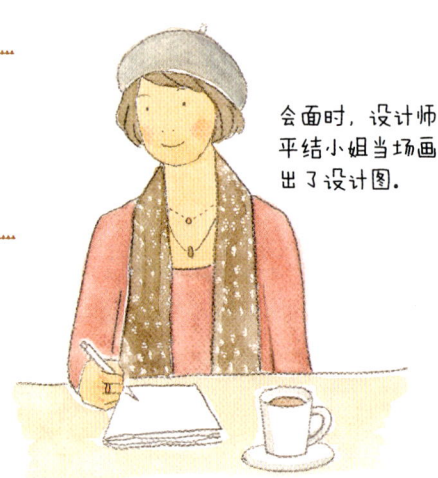

会面时,设计师平结小姐当场画出了设计图。

改款后

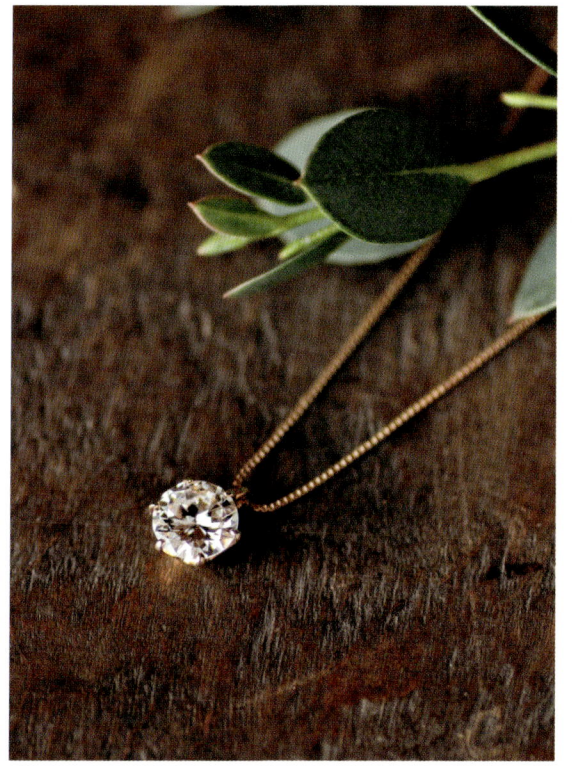

金色链条看上去很成熟大气,彰显出钻石的华美。

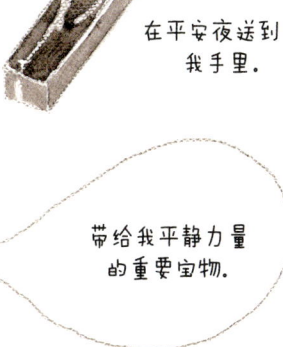

在平安夜送到了我手里.

带给我平静力量的重要宝物.

改款之后的高品质珠宝可以用很久

四十岁之后,我突然想拥有一件像护身符一样的珠宝,能一直佩戴到六七十岁。最终,我决定将母亲送给我的钻石项链拿去改款,因为它对我有特别重要的意义。

这条项链的铂金链条太粗,钻石镶嵌的设计也已经过时,没办法用来搭配我日常的打扮,所以一直被我收在首饰盒里。

虽然我萌生了这样的念头,但我不知道在哪里可以找到这样的服务。于是,我在网上以"钻石项链改款"为关键词进行图片搜索,选出了一张我比较满意的风格,随之通过它找到了珠宝品牌"Ryui"。

🍙 **母亲的项链**

我总觉得旧物有一种独特的能量。因此别忘了在汲取潮流精华的同时,也好好珍惜旧物。

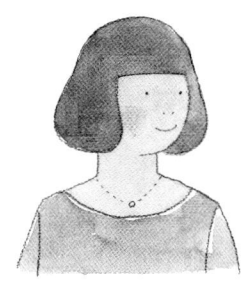

  为了协商设计方案，我约见了设计师平结小姐。一见到她，我就有一种和当初看那张图片时一样的感觉，非常心安。我认为，找到和自己品味一致的设计师是很重要的。我当场就提出自己的想法，然后跟她一起讨论方案，并把项链托付给了她。

  等了几个月，这条在任何地方都买不到的项链恰好在平安夜那天送到了我手上。

  改款后，它焕然一新，简约纤巧，钻石显得又大又明亮，格外美丽。这件珍贵的珠宝可能会将我引向更好的地方。

 Ryui

2008 年由日向龙、平结夫妻二人创立的珠宝品牌。从设计到制作都是两人亲力亲为。

虽然喜欢但不再适合的少女风服饰

年轻的心很容易被可爱的物品吸引,但要注意,喜欢的东西不一定合适你。

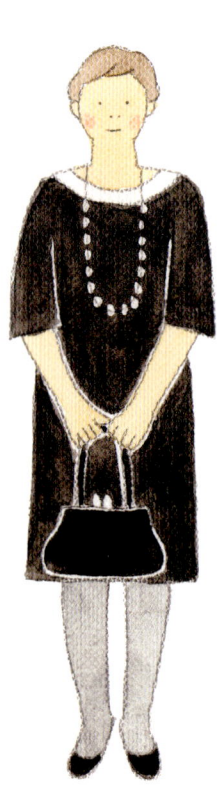

一身黑

为了追求时尚,我以前经常穿黑色连衣裙。但不知从什么时候起穿上它不再显得时尚,反而像是去参加葬礼。

复古印花连衣裙

经典的复古印花设计,稍有不慎就会显老气。

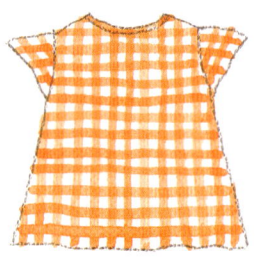

飞飞袖格纹衫

小学生也很适合的衣服,成熟女性穿上只会像装嫩的大妈。

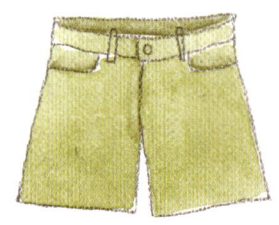

短裤

年过四十,只有身材好穿短裤才好看。

为了显得可爱，我以前经常穿百褶裙……

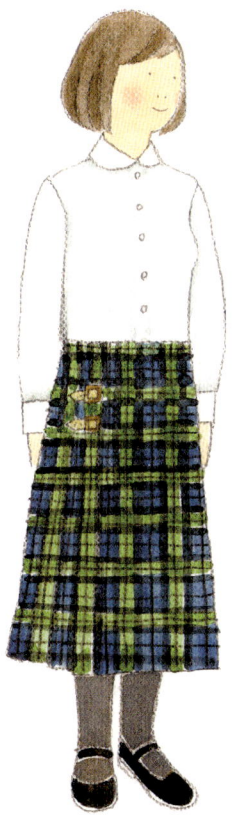

但年过四十……

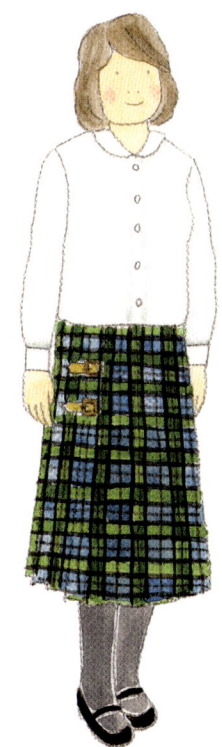

圆领衬衫
虽然不太适合四十多岁的人穿，但六七十岁的人穿起来却很好看。

上衣塞进裙子
想穿出这种风格，我得再减重十斤！

玛丽珍鞋
这种永恒的少女单品现在已经不适合我了，或许二十年后我才能享受它带来的乐趣。

百褶裙
普通中年女性穿上它会显老气，一点儿都不时尚。

不再适合我的圆领衬衫，
以及随着年龄增长变得适合我的衣服

随着皮肤变得暗沉、松弛、干燥和有皱纹，我的脸开始显得老态，身材也变得臃肿起来。有一天，我突然发现自己曾经喜欢的圆领衬衫、水手领上衣、格子图案的百褶裙和玛丽珍鞋穿起来像是惨不忍睹的大妈，看来，少女风服饰不再适合我了。

有些衣服适合年轻的肌肤，有的则不然。年轻肌肤穿清爽棉布材质的衣服很好看，而熟龄肌肤则适合有光泽感料子的衣服。

我现在的肌肤状态就很适合羊绒、丝绸这样的高质感面料。我十分期待看见自己穿上V领羊绒毛衣时散发的随性美。

◉ 丝绸衬衫

熟龄女性才能将丝绸衣服穿出优雅感。我平时比较爱穿华丽且有光泽的丝绸衬衫，下身搭配素净的法兰绒裤子。

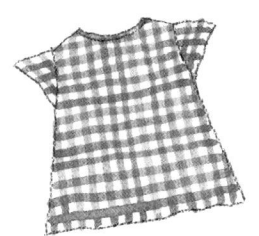

不过,最近我遇到的一位老奶奶让我产生了挑战少女单品的勇气。她十分适合百褶裙,穿起来充满活力。

虽然现在的我不适合少女风格的打扮,但或许在三十年后,我又会将百褶裙穿出独特的味道。

我悄悄定下一个目标,要在未来成为一个将衬衫塞进裙子、穿玛丽珍鞋、梳着白发小髻、别着发夹,像少女般可爱的老奶奶。

V 领羊绒毛衣

轻盈、保暖、舒适的羊绒产品能穿一辈子。我有一条用了十年的羊绒披肩,越用越亲肤柔软。N100 和 Yuri Park 都是备受推崇的品牌,它们选用的都是高品质的羊绒面料。

虽然喜欢但不再适合的男孩风服饰

年轻时浑身都散发的少年感似乎随着年龄增长而渐渐消失了。男孩风的服饰再也不适合我了。

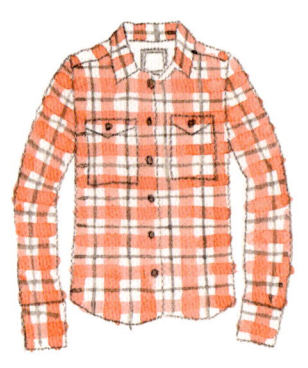

法兰绒衬衫

现在如果穿法兰绒衬衫配牛仔裤和背包,就会像乔装打扮的逃犯!

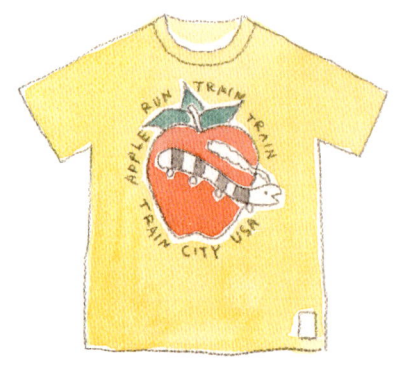

复古T恤

这种衣服最不适合胖乎乎、松垮垮的身材。

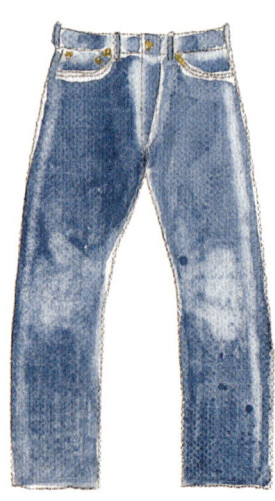

501牛仔裤[①]

这款牛仔裤显屁股大,腿短,不适合身材矮胖的人。

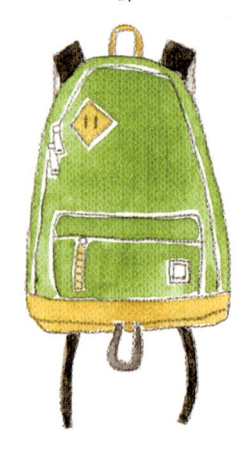

双肩包

如果你不经常运动,身上缺乏活力,这款包就不太适合。

① 李维斯(Levi's)经典版型牛仔裤。

以前穿起来很可爱的
背带裤……

年过四十后……

卷发
长发烫卷还可以，但短发烫成小羊毛卷就很像大妈。

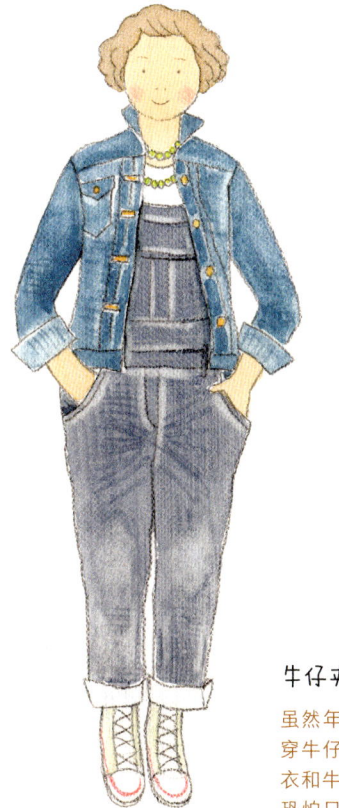
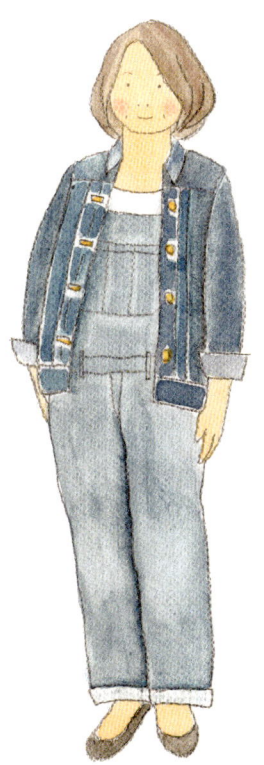

牛仔夹克
虽然年过四十也能穿牛仔服，但牛仔衣和牛仔裤一起穿恐怕只有时尚达人才能驾驭。

复古背带裤
穿上就像个贪吃鬼，但我还是很想把它穿出女人味。

按自己的生活方式做男孩风打扮

T恤搭配牛仔裤的男孩风打扮比较适合苗条的人。而我肉乎乎的，又不爱运动，与这种风格完全不搭。同样的道理也适用于polo衫、法兰绒衬衫和考伊琴毛衣①等单品。

虽然杂志上也介绍过有四五十岁的帅气女性穿李维斯501牛仔裤，但我是绝对穿不了的。因为它会将我的大屁股、圆肚子和不够长的腿暴露无遗，显得人又矮又胖。

成熟女性要想成功驾驭男孩风的衣服，可能需要有相应的生活方式作为基础，这样身上才会具有相应的气质。比如，经常去户外活动的人穿法兰绒衬衫就很好看，喜欢打高尔夫球的人穿polo衫是合适的。

---

① 由加拿大西南部温哥华岛、不列颠哥伦比亚省的考伊琴人制作，图案独特、材质温暖，将欧洲纺织技术和萨利什纺织技术进行了结合。

第七章

从现在开始的元气女子打扮

衣着可以体现一个人的性格和内在世界。
我想通过用心的打扮展现真实的自我。

四十岁人士的真实快照

看看这些和自己年龄相仿的四十岁人士是如何享受时尚乐趣的。

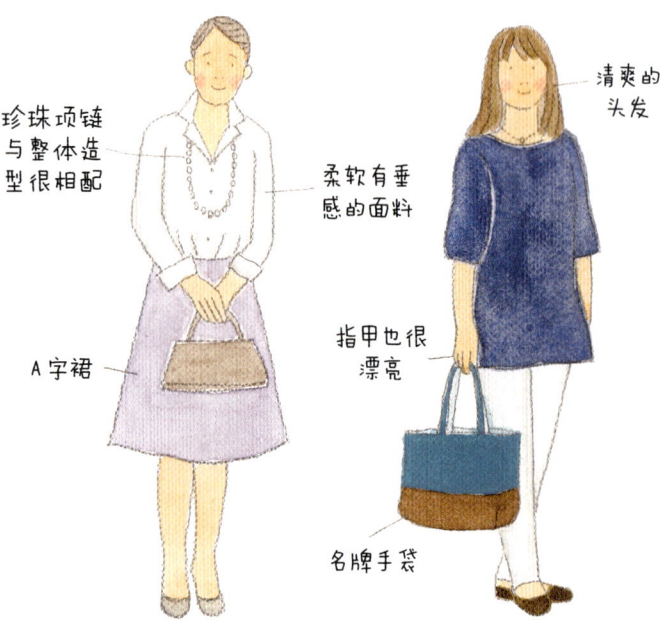

- 珍珠项链与整体造型很相配
- 柔软有垂感的面料
- A字裙

高雅的太太

- 清爽的头发
- 指甲也很漂亮
- 名牌手袋

优雅的全职主妇

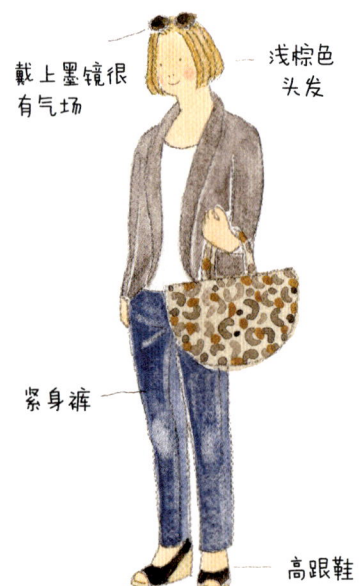

- 戴上墨镜很有气场
- 浅棕色头发
- 紧身裤
- 高跟鞋

充满活力的妈妈

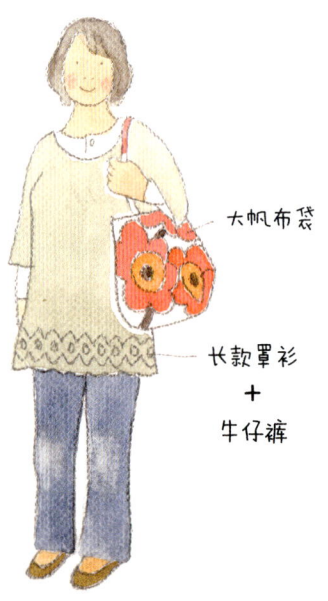

- 大帆布袋
- 长款罩衫 + 牛仔裤

休闲的女士

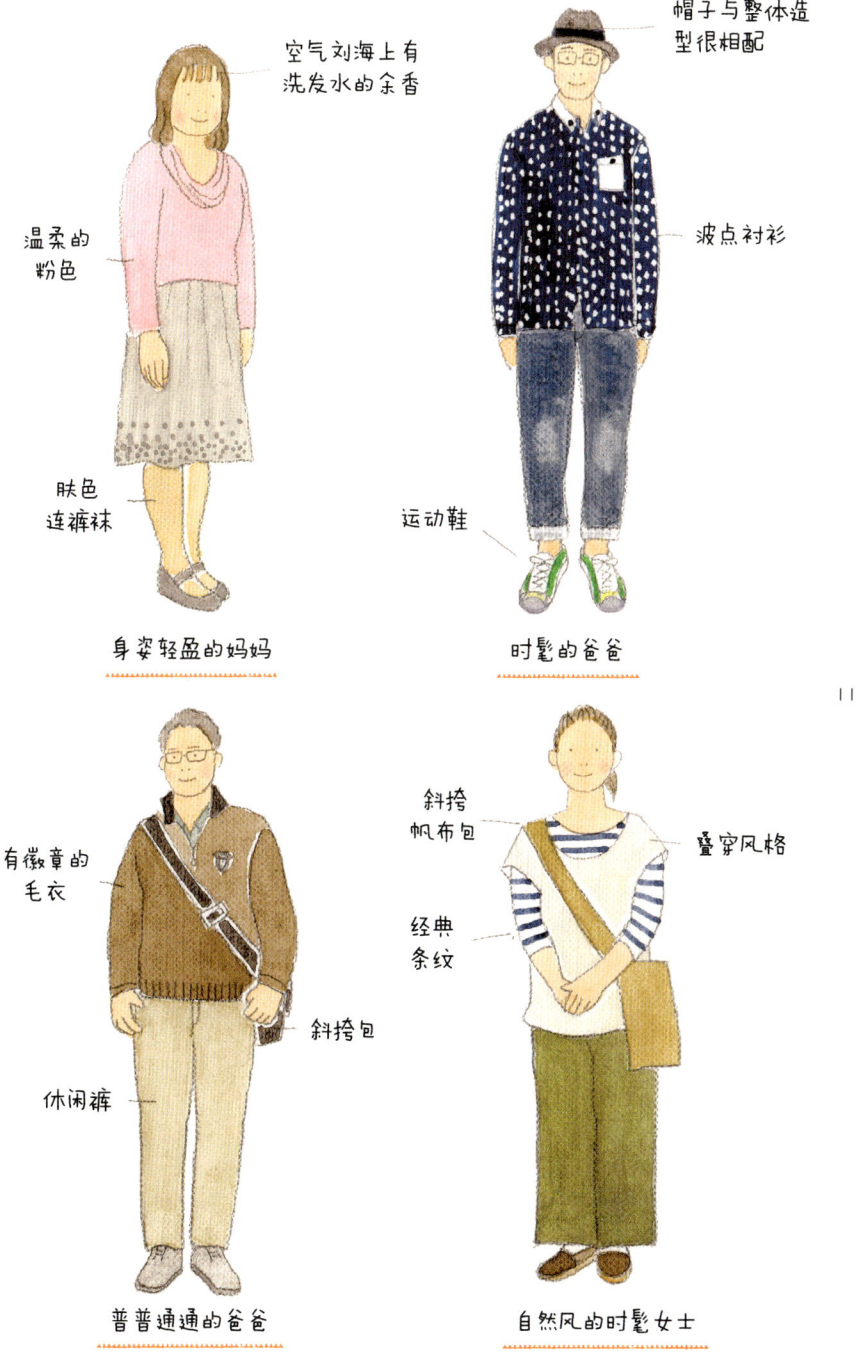

为了让自己活得闪闪发亮，
打扮是必不可少的

在孩子的学校活动上，我见到了很多与我年龄相仿的父母，他们从事的职业各不相同，仿佛是社会的一个缩影。我留心观察了一下大家的打扮，男士们几乎都是衬衫配裤子，也就是所谓的"周末爸爸风"。偶尔看到一些穿着时尚的男士，我就想：他一定是从事设计行业的吧。大多数男士都打扮得很普通，但并不邋遢。

跟爸爸们不一样的是，妈妈们都打扮得非常漂亮。与同龄的单身女性相比，这些全职太太们身材保持得更好，不仅衣服搭配得用心，指甲也修剪得漂亮。

● **男士们的斜挎包**

在休息日带小孩的爸爸中，很多都会背一个斜挎包。这种包很轻便，可以让爸爸们腾出双手来抱孩子。

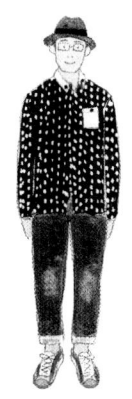

　　她们让我明白了一个道理：即使结婚且有了孩子，也一样能让自己活得闪闪发亮。

　　和妈妈友们一起吃午饭或喝下午茶时，我们总会聊到化妆品和肌肤护理的话题，我发现她们在这方面花费的时间和金钱都比我多。我开始反思自己的懒惰，在聚会结束后匆匆去网上搜索她们推荐的化妆品。

　　在咖啡店或参加时尚人士云集的活动时，我也会从周围人的着装上获得搭配灵感，尝试将自己打扮得更优雅。

 光疗甲和种睫毛

在家长会上，很多妈妈都会谈到光疗甲和种睫毛，我也很想尝试一下。

穿得舒适和住得舒适的共通点

手工制品

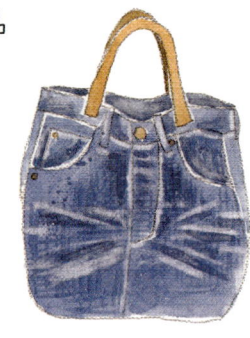

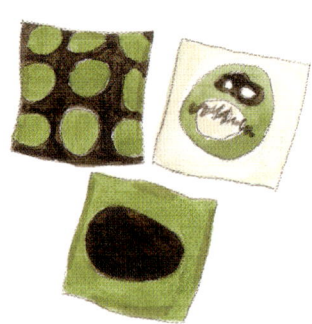

牛仔包　　　　　　　儿童绘画抱枕

我觉得只有亲手制作的物品才能够表现出独特的自我。但如果身边的东西全都是手工制作的，也会让人看起来怪怪的。因此，适当添加一些手工制品作为点缀就足够了。至少拥有一件手工制品会让人觉得你很特别。

实用与美观兼备的设计

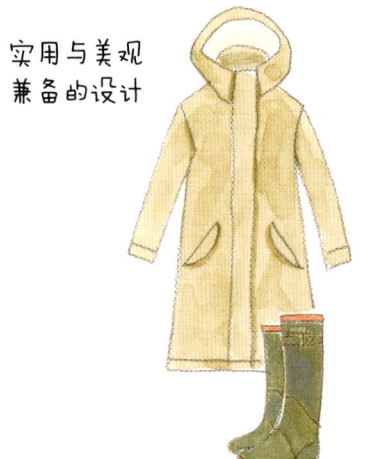

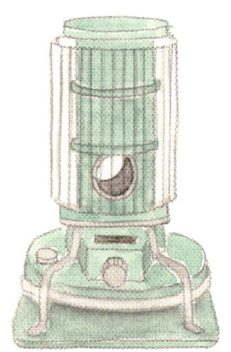

Aigle 外套　　　　　阿拉丁（Aladdin）蓝焰暖炉

这种外套本来是专为骑马设计的，但我把它当自行车用的雨衣。它的下摆是开衩的，非常适合骑车，穿起来时尚帅气。蓝焰暖炉是一款众所周知的名品，实用又美观。这两样产品对我来说都很重要。

深得我心的圆点图案

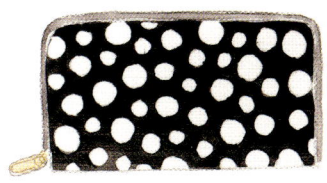
圆点钱包

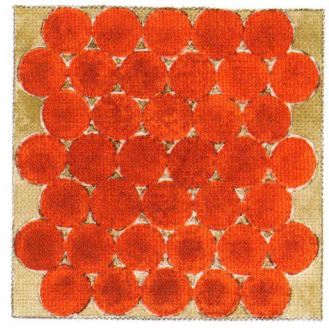
圆点地毯

我认为万物起源于点,因此我非常喜欢圆点图案。我的房间里有玛莉美歌的圆点窗帘和宜家的圆点地毯。其他人可能并没有这样的感觉,但对我来说,有圆点装饰的房间是让人心安的。从伊势丹百货抢购到的路易威登和草间弥生的联名钱包是我非常珍视的宝贝。

永不过时,历久弥新的设计

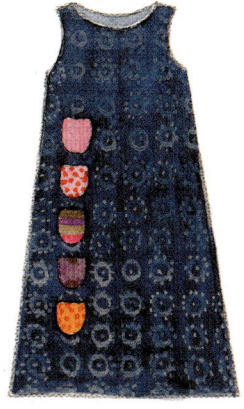
玛莉美歌的"快乐连衣裙"

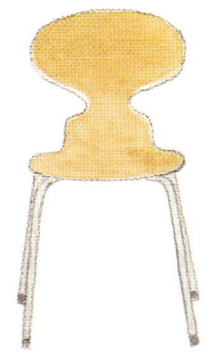
雅各布森①设计的"蚁椅"

"蚁椅"是安恩·雅各布森在 1952 年设计的,直到现在仍在生产。其灵感来自蚂蚁的形状。这把椅子是我从母亲那里继承来的,十分珍贵。跟"蚁椅"一样,玛莉美歌的经典连衣裙"ILOINEN TAKKI"也一直深受大人和小孩的喜爱,它名字的含义是"快乐连衣裙",穿上它,心情真的会变好。

① 安恩·雅各布森(Arne Jacobsen,1902—1971),20 世纪丹麦著名建筑师、工业产品与室内家具设计大师。"蚁椅"是他的代表作。

追随自己的喜好才是真正的时尚

我太喜欢那些一眼看上去就很有气质的人了。拥有气质,意味着有自己的坚持和喜好。相比穿流行服饰的人,我觉得能追随自己喜好的人更加帅气。

我也有一些小的喜好,比如简单而有幽默感的东西,像玛莉美歌的"快乐连衣裙",不规则的设计和迷你口袋完全俘获了我的心。就算有人觉得古怪,我也照样穿得很自在。但如果是自己不喜欢的衣服,即使别人说好看我也会感到浑身难受。从这一点看,时尚更多与个人的感受相关。

在选择家具、餐具和食物时也是如此,不要想着"凑合一下吧",而

● 美发店

为了养护头发,我会尽量选用天然的洗发产品。特别是在染白发时,为了减少对头皮的伤害,我一般都用艾凡达(Aveda)染发剂。

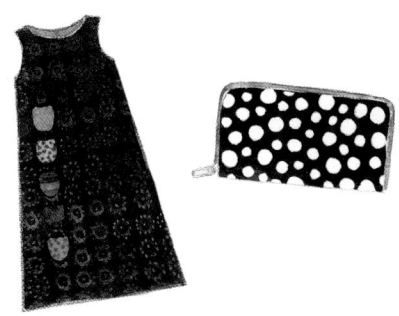

是要找到真正喜欢的。

  我不会穿那种打心眼儿觉得"这不是我"的衣服,而希望自己的打扮能像名片一样,让我在别人面前自信地表现出"我是谁"。每次我在美发店身着客袍、头裹毛巾时,总因为看不到自己本来的穿着而感到不安。这时候,我便再次意识到,打扮就是自我不可分割的一部分。只有明白自己的喜好,才能拥有真正独特的时尚风格。

◉ 艾凡达

美容界"绿色品牌之一",提倡使用植物成分,将环保、有机保养的概念发扬光大。

我的时尚史

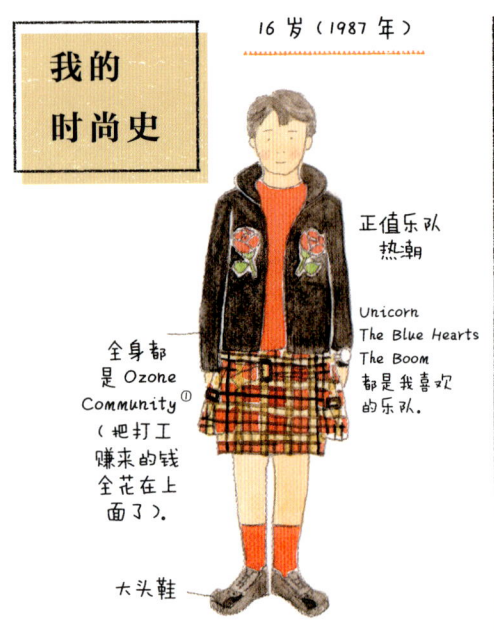

16岁（1987年）

正值乐队热潮

Unicorn
The Blue Hearts
The Boom
都是我喜欢的乐队。

全身都是 Ozone Community①（把打工赚来的钱全花在上面了）。

大头鞋

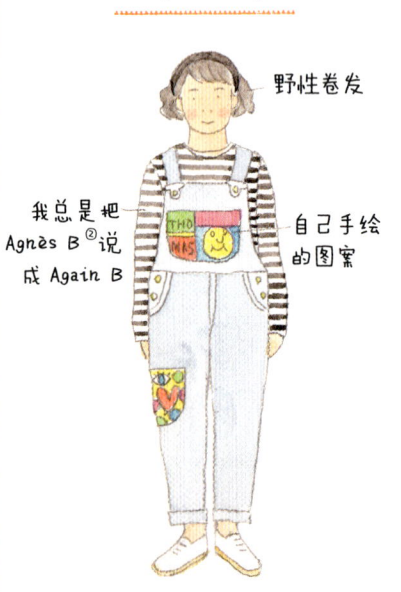

17岁（1988年）

野性卷发

我总是把 Agnès B② 说成 Again B

自己手绘的图案

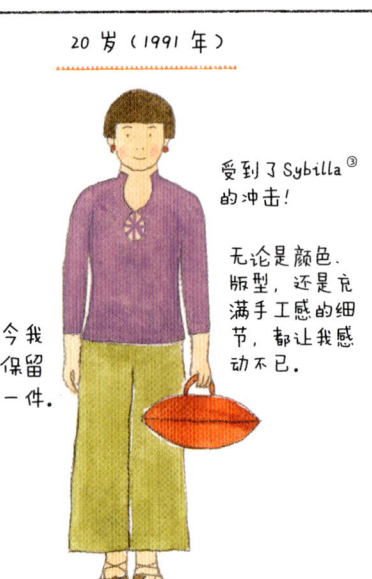

20岁（1991年）

受到了 Sybilla③ 的冲击！

无论是颜色、版型，还是充满手工感的细节，都让我感动不已。

至今我还保留了一件。

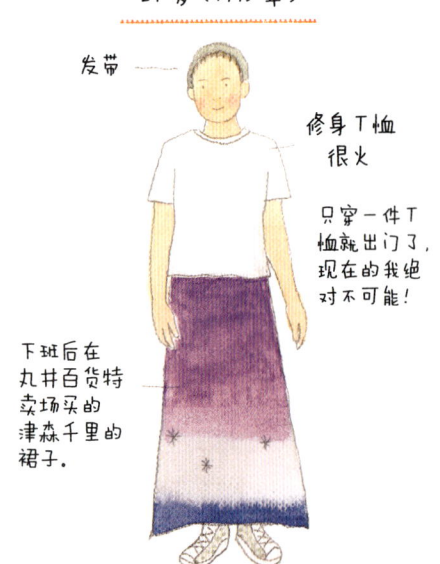

24岁（1993年）

发带

修身T恤很火

只穿一件T恤就出门了，现在的我绝对不可能！

下班后在丸井百货特卖场买的津森千里的裙子。

① 1978年成立的日本时尚品牌，极富个性，把前卫设计和自然风格融为一体。
② 法国服装品牌，由设计师 Agnès B 于1975年创立，以简单、舒适且不易过时的风格著称。
③ 西班牙服装品牌，20世纪80年代以建筑式的优雅线条闻名。

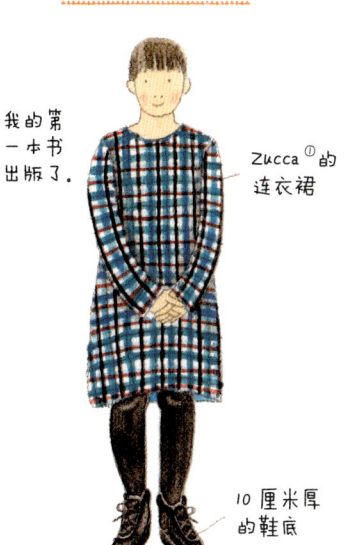
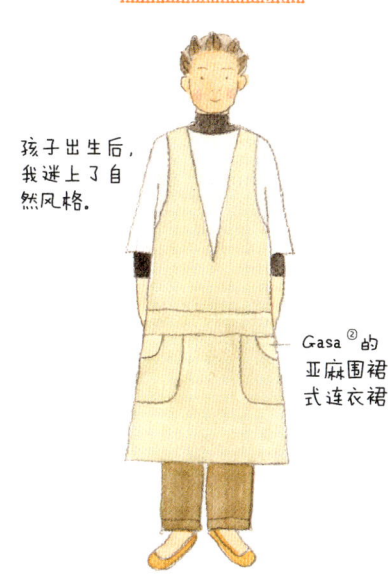
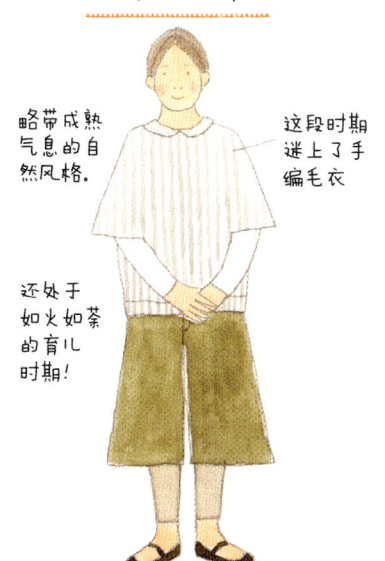
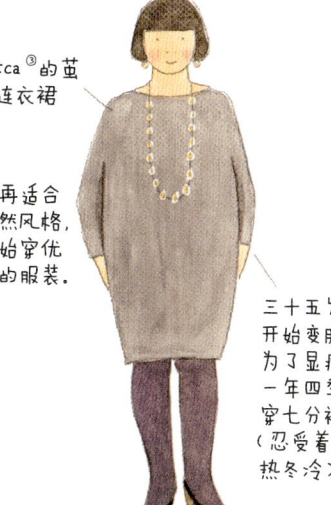

① 日本服装品牌，由设计师小野家秋良创立。该品牌的特色是在简单款式中融入鲜艳的颜色和细腻的细节。
② 日本服装品牌，由设计师五十岚三惠和松谷正晃共同创立。该品牌的特色是使用天然面料。
③ 日本服装品牌，品牌宗旨是为女性提供具有俏皮感的优质服装。

不断变化的自我和穿衣风格

无论年龄多大，打扮总让人心情愉悦。穿上新衣时，仿佛有一股清新的空气拂面而来。我相信所有女性，不管是小女孩还是老奶奶，一定都有同样的感受。

回想起来，我每个年龄阶段所钟爱的衣服都不相同。

十几岁时，我和朋友们的喜好都差不多，我经常穿有设计感的衣服。那段时期我非常热衷于打扮，甚至把打工赚来的钱都花在了衣服上。

二十几岁时，我开始有意识地追求时尚，那时候我喜欢穿复古衣服和厚底鞋，觉得那样可以让自己看起来成熟一些。

🍙 我爱用的品牌

Milk[①]　　　　　　→　Agnès B　　　　　　　→　Sybilla　　　　　　　　→　津森千里
Ozone Community　　　Vivienne Westwood[③]　　Comme des Garçons[⑤]　　Zucca
Dept[②]　　　　　　　Helmut Lang[④]

① 打造日本原宿街头文化的传奇品牌之一。以甜美的印花、荷叶边和褶皱为主要设计元素。
② 永井诚治于1981年在日本原宿创立的品牌。既有古着也有新服饰。
③ 由设计师维维安·韦斯特伍德于1971年创立的英国品牌。将传统服饰中的束胸、厚底高跟鞋、苏格兰格纹等不再流行的元素加以改造，让其再度流行起来。
④ 由设计师海尔姆特·朗于1977年创立的美国品牌。以简约主义见称，并巧妙地与时尚元素相融合。
⑤ 由设计师川久保玲于1973年创立的日本品牌。设计融合了东西方元素，十分前卫。

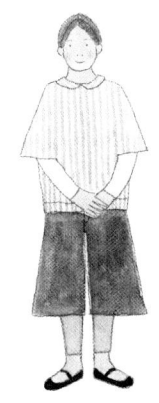

之后，我步入婚姻，到了三十几岁的年纪。因为要带孩子，我穿得比较多的是自然风的悠闲衣服。那段时期，身边的妈妈友们都很会打扮，在她们身上，我看到了穿衣的乐趣。

虽然我的性格和喜欢的东西一直以来变化都不大，但受到时代、生活方式和社会角色等因素的影响，我的穿衣风格还是在不断变化着。我非常享受这种变化，希望未来也能如此。

→ Gasa　　　　→ Homspun⑦　　　→ Nitca
　Minä Perhonen⑥　Journal Standard⑧　United Bamboo⑩
　　　　　　　　　Saint James⑨　　　Marimekko

⑥ 皆川明于1995年创立的日本品牌。注重天然材料，图案设计简洁灵动。
⑦ 2000年成立的日本品牌。以朴素、不加修饰为理念，走的是日常简约成熟风。
⑧ 日本Baycrews旗下品牌之一，创立于1977年。在美式休闲风中融入世界各国的潮流元素。
⑨ 成立于1889年的法国品牌。公认其是条纹衫（海魂衫）的鼻祖。
⑩ 由设计师青木美帆和Thuy Pham于1998年创立的品牌，设计新颖多元，注重细节。

| 三十年后我想成为这样的老太太 | 假想图1　色彩缤纷的打扮 |

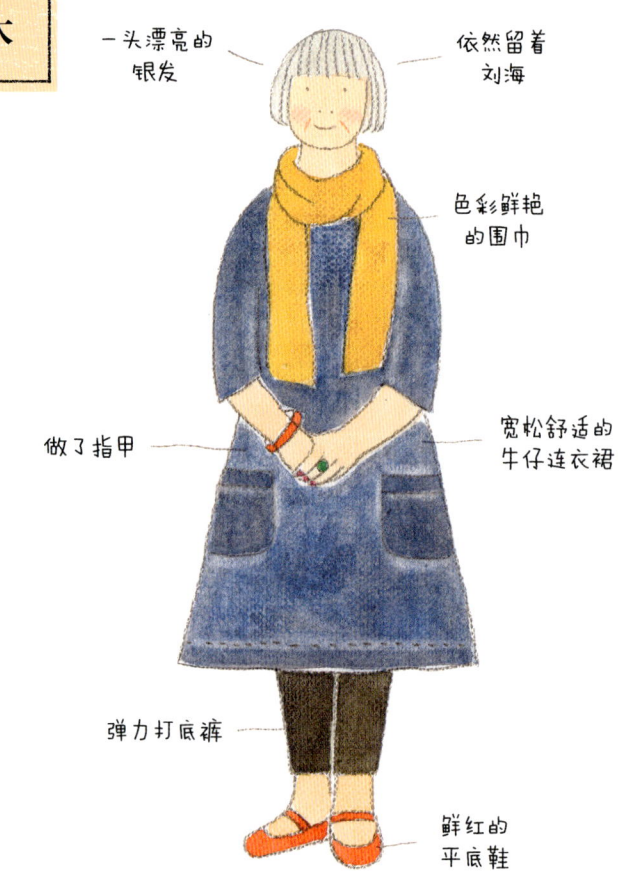

- 一头漂亮的银发
- 依然留着刘海
- 色彩鲜艳的围巾
- 做了指甲
- 宽松舒适的牛仔连衣裙
- 弹力打底裤
- 鲜红的平底鞋

第七章　从现在开始的元气女子打扮

迷人的元气女子具有这样的特质

其一
重视生活方式和自我风格。

其二
有迷人的笑容。

其三
像少女一样健谈（有时也会热衷于八卦）。

其四
无论年纪多大，都有年轻的朋友。

假想图2 古典风的打扮

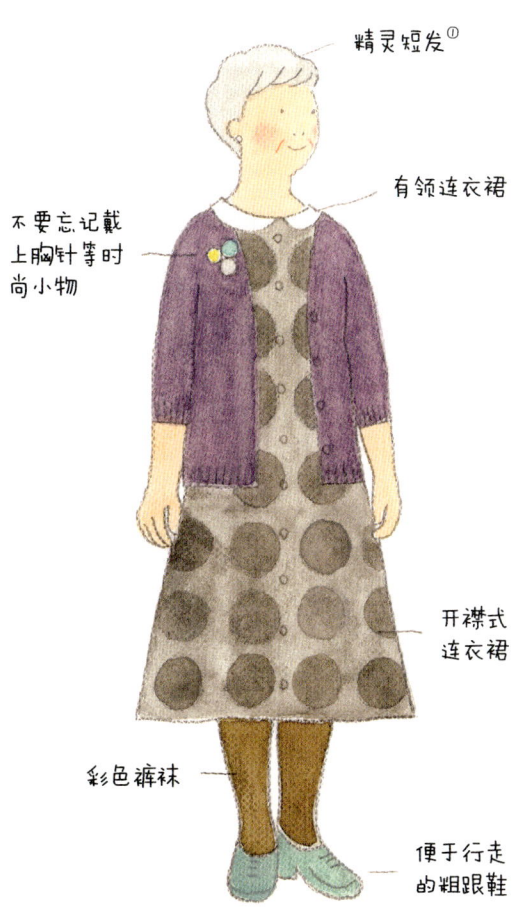

- 精灵短发①
- 有领连衣裙
- 不要忘记戴上胸针等时尚小物
- 开襟式连衣裙
- 彩色裤袜
- 便于行走的粗跟鞋

其五 举止优雅。

其六 紧跟潮流。

其七 有行动力，脚步轻盈。

其八 有好奇心。

① 指露出耳朵的超短发。

未来能否优雅地老去，
四十岁是关键的转折点

我曾天真地以为，三十多岁和四十多岁没多大差别。然而当我步入四十岁，才发现自己的变化如此之大：很多以前喜欢的衣服已经不适合我了，大地色系的亚麻或纯棉衣服穿起来像"丐帮弟子"，格纹衣服穿上身显得轻佻，印花连衣裙穿起来像老奶奶……再把头发拢到脑后扎起来，疲态尽显……

四十岁是人生非常关键的转折点，要想优雅地老去，就要在这个时期进行必要的调整。如果因为身材、皮肤、头发上出现的种种问题而自暴自弃的话，衰老的速度会更快。

有的人在这个时候便不愿再接受新的事物。我曾经也有这样的经历，在选择传统手机和智能手机时犹豫不决，但丈夫的一句话点醒了我："学点新东西不也很重要吗？"幸好最终我买了智能手机，它帮我打开了全新的世界。

四十岁是确立真正自我风格的年纪。不要因为不了解就轻易放弃选择未知的事物。

应该保持真诚和谦虚的心态,迎接新的人和新的事,慢慢适应衰老,朝你所欣赏的女性靠拢。

要相信,你的人生会越来越精彩,属于你的时尚新大门也将渐渐打开。

让自己更美的十条建议

一、 不要因为身材变胖而穿肥大的衣服。

二、 露出身体最细的三个部位:脖子、手腕、脚踝。

三、 皮肤不再像年轻时那么紧致,所以要穿显瘦显高的衣服。

四、 为了展现成熟高雅的气质,不要裸露太多肌肤。

五、 虽然了解时尚趋势很重要,但不要过分追求潮流。

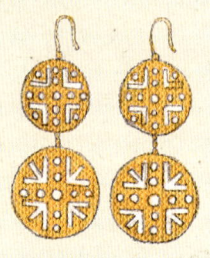
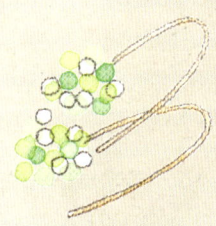

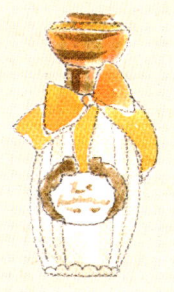
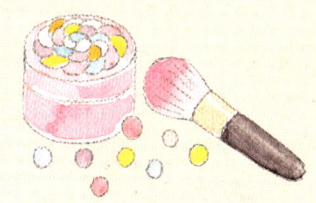

六、 发型和妆容都要随着潮流变化,不要固守年轻时的风格。

七、 不要穿太过廉价的服饰,印有品牌标识的T恤也最好别穿!

八、 即使只出门一小会儿,也不要忘记涂粉底、腮红和口红。

九、 不要过度依赖黑色。你已经很成熟了,过于庄重的颜色只会让你看上去更老。

十、 听取年轻人的建议。随着年龄增长,保持开放和真诚的心态非常重要。